常用中药炮制方法与应用

赵　莉　编著

四川科学技术出版社

图书在版编目(CIP)数据

常用中药炮制方法与应用/赵莉编著. —成都：
四川科学技术出版社，2022.7
ISBN 978 - 7 - 5727 - 0583 - 0

Ⅰ.①常…　Ⅱ.①赵…　Ⅲ.①中药炮制学
Ⅳ.①R283

中国版本图书馆 CIP 数据核字(2022)第 103818 号

常用中药炮制方法与应用
CHANGYONG ZHONGYAO PAOZHI FANGFA YU YINGYONG

编　著　赵　莉
出 品 人　程佳月
责任编辑　李迎军
封面设计　刘　蕊
责任出版　欧晓春
出版发行　四川科学技术出版社
　　　　　成都市锦江区三色路 238 号　邮政编码 610023
　　　　　官方微博：http://e.weibo.com/sckjcbs
　　　　　官方微信公众号：sckjcbs
　　　　　传真：028 - 86361756
成品尺寸　210mm × 145mm
印　　张　9.75
字　　数　240 千
印　　刷　成都博众印务有限公司
版　　次　2022 年 7 月第 1 版
印　　次　2022 年 7 月第 1 次印刷
定　　价　48.00 元

ISBN 978 - 7 - 5727 - 0583 - 0

邮　　购：成都市锦江区三色路 238 号新华之星 A 座 25 层　邮政编码：610023
电　　话：028 - 86361758

前　言

　　中药炮制是中医药学宝库中的传统制药技术，是中医药事业不可分割的一部分。它是根据中医中药理论，按照医疗、调配、制剂的不同要求以及药物的自身性质所采取的一项制药技术，是中医学发展的经验总结。这些前人的经验对临床用药起了很大的指导作用。中药炮制历史悠久，经验丰富，制法系统，技术独到，理论概括，目的明确，要求严格，作用显著，是最具有中华民族特色和自主知识产权的独特制药技术。中药炮制对中药药理、药性的独特作用必将随着科学技术的发展得到进一步的确认并发扬光大。为此，笔者在广泛参考近期文献基础上，编写了这本《常用中药炮制方法与应用》一书，奉献给读者。

　　全书共分八章，第一章至第七章内容包括绪论、中药炮制的目的及意义、中药炮制对药性及制剂和成分的影响、中药炮制的方法及辅料等。第八章包括各类中草药的来源、炮制方法、性味功能及临床应用等。在编写上力求做到特色鲜明、突出重点、简明扼要、实用，从而使全书内容新颖丰富，资料翔实可靠，体现了系统性、科学性、实用性。本书努力反映现代中药炮制研究的先进水平。本书可供广大中医药工作者、中医院校师生、中医爱好者参考。

由于笔者水平有限，加之时间仓促，书中难免有不足之处，希望广大读者和同仁给予批评指正。

赵 莉

2021 年 12 月于山东省邹城市中医院

目　录

第一章 绪 论

中药分为中药材、中药饮片和中成药 3 种商品形式。但中药材并不能直接用于临床，必须经过炮制制成中药饮片以后才能调配汤剂，制备中成药。以中药饮片组方配伍、辨证施治是中医临床用药的主要特色。中药炮制是一项传统的制药技术，是有别于天然药物的重要标志，是中药三大支柱的主体部分，已经成为国家首批非物质文化遗产，也是目前中医药现代化科学研究的重点。

第一节　中药炮制的起源与发展

一、中药炮制的起源

中药炮制是随着中药的发现和应用而产生的，其历史可追溯到原始社会。原始人类为了生活、生存，必须进行劳动生产和猎取食物，有时误食某些有毒植物或动物，以致发生呕吐、泄泻、昏迷，甚至死亡，也有吃了之后使自己的疾病减轻或消失，久而久之，这种感性知识积累多了便成了最初的药物知识。为了服用方便，就有洗净、将整枝整块的药物掰成小块、锉为粗末等简单加工方法，这便是中药炮制的萌芽。随着火、酒、陶器的发明和应用，尤其是中药古制剂——汤液的出现，中药的炮制从理论上和技术上都有了很大的发展。

中医学理论的完善，中医内、外、妇、儿等临床分科的完成，针灸、麻醉等技术的产生和应用，临床用药要求的提高，内服、外用制剂品种的增加，对中药炮制技术、中药饮片品种要求越来越高，也促进了中药炮制的发展。中医药人员共同创立新的炮制技术、饮片品种，并随证用于临床，进行总结和评价，同时不断进行改善和创新，总结炮制理论，增加饮片品种，扩大临床用药范围，从而形成了我国独有的传统制药技术。

二、中药炮制的发展

中药炮制是我国历代医药学家在长期医疗活动中逐步积累和发展起来的一项独特的制药技术，有悠久的历史和丰富的内容，由于历史的原因，其内容大多散见于历代中医药文献中，炮制的内容也缺乏系统的整理和总结。从现有历代中医药文献记载分析，认为中药炮制的发展大约可分为四个时期：春秋战国至宋代（前722—1279年）是中药炮制技术的形成时期；金元至明代（1280—1644年）是中药炮制理论的形成时期；清代（1645—1911年）是中药炮制品种和技术的扩大应用时期；现代（1912年以后）是中药炮制振兴、发展时期。对以上各时期的炮制特点和主要文献简述如下。

（一）中药炮制技术的起始与形成时期（春秋战国至宋代）

1. 汉代以前

随着中药在医疗上的应用而产生了中药炮制方法，但方法过于简单。个别药物的简单炮制被零散地记载于古文献中。如《五十二病方》是迄今我国发现的最古老的医方书，大约成书于春秋战国时期。在收录现存的283个医方和247种药物中，包括了净制、切制、水制、火制、水火共制等炮制方法以及用醋、酒等辅料炮制药物的内容。书中不仅有炮、炙、燔、煅、细切、熬、酒渍等炮制术语，而且有操作过程的简单记述，是我国现存记载中药炮制最早的医药文献。《黄帝内经》为战国至秦汉时代著作，在《灵枢·邪客》中有用"治半夏"的记载。

2. 汉代

中药炮制技术有了很大的进步和发展，药物的炮制已由净制、切制的处理，开始向药性处理方面发展，同时，炮制理论也开始引起人们的注意。这个时期已初步确立了中药炮制的目的和原则，并出现了大量的炮制方法和炮制品，但炮制方法比较简单。如我国第一部药学专著《神农本草经》指出："药有酸咸甘苦辛五味，又有寒热温凉四气及有毒无毒，阴干，曝干，采造时月，生熟，土地所出，真伪新陈，并各有法。"这里的"阴干，曝干"是指产地加工，而生熟则说的是药物炮制。具体的炮制方法如有"露蜂房……熬""桑螵蛸……蒸""贝子……烧"等。

至张仲景《金匮玉函经》对中药炮制已十分重视，在其"证治总例"中明确论述："有须烧炼炮炙，生熟有定。"增加了破、擘、劈、洗、刮、炮、炒、煮、炙、汤洗、斩折、薄切、酒洗、酒浸、去皮、去毛、去心、去子、去瓤、去皮尖、去翅足、洗去腥、洗去咸、苦酒渍等方法。

3. 两晋、南北朝时期

由于医药的不断发展，对药物性能、炮制又有了许多新的认识，创立了新的炮制方法，并对当时及以前的炮制内容进行了整理、总结，出现了中药炮制专著。如晋代葛洪的《肘后备急方》一书，不仅为临床医学做出了重要贡献，而且书中记载了80多种药物的炮制方法。新的炮制方法也有创立，如用干馏法制备竹沥，用大豆汁、甘草、生姜等解乌头、芫花、半夏之毒等。

4. 唐代

药物品种日益增多，炮制方法日臻完备，并首次将炮制内容作为法定内容加以收载。唐代药王孙思邈所著《千金要方》与《千金翼方》两书，集7世纪以前中国医学之大成，对基础理论及临床各科都做了论述。该书以通则的形式，规定了各类药物炮制的基本要求。书中涉及的炮制品种有70余种，在炮制技术、方法、对炮制程度的控制等方面，均有新的发展和提高。

5. 宋代

宋代科学技术及手工业进一步发展，活字印刷术的发明，极大地促进了医学的发展和交流，炮制方法和饮片品种更加丰富，应用更加广泛，为临床中药炮制学的完善奠定了基础。中国传统药物学发展到金元时期，产生了一个重要的转折，这就是许多医药学家利用北宋刊行的医学经典著作，对药物应用进行理论上的探讨，通过对药性理论的归纳，执简驭繁，指导用药。在这一潮流的影响下，由金元迄明清，逐步对中药炮制的作用进行理论上的归纳，对指导炮制品的临床用药、扩大炮制品种影响很大。

在药学方面，唐慎微所著《经史证类备急本草》一书，几乎每种药物之后都附有炮制方法，为后世制药业提供了药物炮制资料，《雷公炮炙论》的主要内容全赖此书存其大概，得以流传。

（二）中药炮制理论的形成时期（金元至明代）

1. 金元时期

金元时期名医荟萃，各有专长，张元素、李东垣、王好古、朱丹溪等均特别重视药物炮制前后的不同应用及炮制辅料的作用，并开始对各类炮制作用进行总结。经明代的进一步系统整理，逐渐形成了传统的中药炮制理论。

2. 明代

明代对医药比较重视，在中药炮制技术上有较大的进步，在炮制理论上也有显著的建树。如徐彦纯的《本草发挥》对炮制理论有较多阐述，如"用上焦药须酒浸曝干。黄檗、知母治下部之药也，久弱之人，须合之者，酒浸曝干，恐伤胃气也"。还提出童便制、盐制的作用，即"用附子、乌头者当以童便浸之，以杀其毒，且可助下行之力，入盐尤捷也""心虚则盐炒之""以盐炒补心肺"等，均为对中药炮制理论的重要论述。

（三）中药炮制品种和技术的扩大应用时期（清代）

清代有关中药炮制的方法、理论基本是沿用明代的方法与理论，并略有补充。如张仲岩的《修事指南》在《本草蒙筌》所载炮制理论的基础上新增"吴茱萸汁制抑苦寒而扶胃气，猪胆汁制泻胆火而达木郁，牛胆汁制去燥烈而清润……凡修事务有其故，因药殊制者，一定之方，因病殊治者，变化之用。又须择地择人敬慎其事……"等内容。该书还收录 232 种药物的炮制方法，是我国古代第三本炮制专著。

赵学敏的《本草纲目拾遗》和唐容川的《血证论》，除了记载当时很多炮制方法外，还特别记载了相当数量的炭药，并在张仲景"烧灰存性"的基础上明确提出"炒炭存性"的要求。炭药的炮制与应用，在清代有相当大的发展，很有特色。

（四）中药炮制的振兴、发展时期（现代）

现代，在沿用明清时期的炮制理论和方法的基础上，对中药的炮制方法进行了改进，对炮制原理进行了研究。特别是中华人民共和国成立后，中药炮制得到了前所未有的发展。

在继承整理方面，将散在于各地具有悠久历史的炮制经验进行了整理总结，并相继出版了《中药炮制经验集成》和《历代中药炮制法汇典》等一系列炮制专著。《中华人民共和国药典》（简称《中国药典》）从 1963 年版开始正式把中药炮制作为法定内容予以收载，在附录中收载有"炮制通则"，并且在以后各版中进行了充实和完善。各省、自治区、直辖市制定了适合本地区的中药炮制规范，在此基础上，1988 年卫生部（现称国家卫生和计划生育委员会）又制定了《全国中药炮制规范》，1994 年国家中医药管理局制定了《中药饮片质量标准通则（试行）》，为中药炮制提供了法规依据。

由科技部等八部委制定、国务院办公厅转发的《中药现代化发展纲要》，要求到 2010 年建立和完善 500 种常用中药饮片

（包括配方颗粒）的现代质量标准。

总之，在继承传统中药炮制经验的基础上，运用现代科学技术研究炮制原理，改进了炮制设备，规范了炮制工艺，制定了科学的质量标准，使中药炮制的理论和技术更趋完善。

第二节 传统的制药原则

中药炮制的基本原则是运用中药七情和合的配伍理论，选择炮制方法和辅料，确定炮制的基本原则。依据寒者热之，热者寒之，虚则补之，实则泻之，恢复人体阴阳平衡的基本治则，达到缓和或转变性能之目的。

一、相反为制

相反为制是指用药性相对立的辅料（含药物）或某种炮制方法来制约中药的偏性或改变药性。如用辛热的吴茱萸炮制苦寒的黄连，可缓和大寒之性。用咸寒润燥的盐水炮制益智仁，可缓和其温燥之性。药性苦寒的生地黄长时间蒸炖后变为性味甘温的熟地黄等。

二、相资为制

相资为制是指用药性相似的辅料（含药物）或某种炮制方法来增强药效。资，有资助之意。如用咸寒的盐水炮制苦寒的知母、黄柏，可增强滋阴降火作用。仙茅、阳起石酒炙后，可增强温肾助阳作用。百合蜜炙后可增强润肺止咳功效。甘草蜜炙后可增强补中益气作用。炉甘石煅后能增强解毒明目退翳、收湿止痒敛疮的功效。

三、相畏为制

相畏为制是指利用某种辅料来炮制某药物，以制约该药物的不良反应。如生姜能杀半夏、南星毒（即半夏、南星畏生姜），故用生姜来炮制半夏、南星。另外一些辅料，古代医药著作在论述配伍问题时虽未言及，但在炮制有毒中药时常用到它们，因此，也应列为"相畏为制"的内容。如用白矾、石灰、皂荚制半夏、南星；蜂蜜、童便、黑大豆制川乌；豆腐、甘草制马钱子等。

四、相恶为制

相恶为制是中药配伍中"相恶"内容在炮制中的延伸应用。"相恶"本指两种药物合用，一种药物能使另一种药物作用降低或功效丧失，一般属于配伍禁忌。但据此理，炮制时可利用某种辅料或某种方法来减弱药物的烈性（即某种作用减弱，使之趋于平和），以免损伤正气。如麸炒枳实可缓和其破气作用；米泔水制苍术，可缓和苍术的燥性。辛香药物加热可减弱辛散之性，如煨木香无走散之性，唯觉香燥而守，能实大肠，止泻痢。醋制减低商陆、甘遂等药物峻下逐水的作用，免伤正气。

五、相喜为制

相喜为制是指用某种辅料或中药炮制，改善中药的形色气味，提高患者的信任感和接受度，利于服用，发挥药效，增加商品价值。如五灵脂、乳香、没药、紫河车等有特殊不良气味的药物，服用困难，服后易有恶心、呕吐、心烦等不良反应，用醋炙、酒炙、漂洗、麸炒等方法炮制后，可矫臭、矫味，利于服用。

六、制其形

制其形是指改变药物的外观形态和分开药用部位。"形"，指形状、部位。中药因形态、体积各异，不利于配方和煎熬，所以，在配方前都要加工成饮片，煎煮时才能达到"药力共出"的要求。常常通过碾、捣或切片等处理方法来达到目的。不同药用部位功效有异，需分开入药。《本草蒙筌》云："根梢各治，尤勿混淆。"如当归、甘草传统应用中就分头、身、梢入药。

七、制其性

制其性是指通过炮制纠正或改变药物的性能。抑制过偏之性，免伤正气；改变药物寒、热、温、凉或升、降、浮、沉的性质；通过炮制增加药物的香气，以达启脾开胃的作用；除其臭气，以利服用。满足临床灵活用药的要求。

八、制其味

制其味是指通过炮制，调整中药的五味或矫正劣味。根据临床用药要求，用不同的方法炮制，特别是用辅料炮制，能改变中药固有的味，使某些味得以增强或减弱，达到"制其太过，扶其不足"之目的。如生山楂过酸，炒焦后可纠正其过酸之味。

九、制其质

制其质即通过炮制，改变药物的性质或质地，有利于最大限度发挥药物疗效。改变药物的质地，便于调剂制剂，如龟板、鳖甲砂炒至酥脆，矿物药煅或淬等，均有利于煎出有效成分或易于粉碎。改变药物性质的内容较广，包括改变药性和功能。如毒剧药多以蒸、煮等法加热透心而有余味。药物煨或制霜，既要求保留原有性质，又能纠正偏性。加入他药共制，或发酵，或复制等，都是在无损或少损固有药效的前提下，增加新的作用，扩大治疗范围或抑制其偏性，更好地适应临床用药的需要。

第三节　中药炮制的研究内容及方法

一、研究的内容

（一）炮制文献研究

研究中药炮制只从现代炮制经验出发是不行的，还必须搞清炮制的历史沿革。因为现代炮制经验多数是"师徒相传，口传心授"继承下来的，各地遵循的炮制经验不同，说法不一，因而造成各地各法以及工艺要求极不统一的状况。只有搞清现代炮制的历史源流、原始意图和演变过程，才能正确地运用现代科学知识和手段进行实验设计与研究。

（二）炮制原理的研究

炮制原理是指药物炮制的科学依据和药物炮制的作用。炮制原理的研究就是探讨在一定的工艺条件下，中药在炮制过程中产生的物理变化和化学变化，以及因这些变化而产生的药理作用的改变和这些变化所产生的临床意义，从而对炮制方法做出一定的科学评价。炮制原理的研究是炮制研究的关键问题，弄清炮制原理，其他问题就可迎刃而解。

（三）中药炮制现状调查研究

采取深入实地考察、信息检索和函调相结合的方法，进行调查研究，总结现行中药炮制生产、应用、教学、科研等方面值得肯定和借鉴的成功做法以及取得的成果，同时还应指出现存的主要问题，从而提出改革意见或建议；亦为创新课题的设立提供较充分的现代炮制依据，以便明确立项目的，找准课题起点，确立研究的中心内容，把握主攻方向和预期目标。

（四）炮制工艺规范化研究

炮制工艺规范化研究的内容应包括：原料药材的来源及其规格质量，药材的净制、软化、切制、粉碎、干燥和炮炙等。由于受历史条件的限制，目前全国各地的中药炮制方法、技术条件、质控指标、辅料规格及用量等有待进一步统一。近年来对中药的加工工艺研究报道较多，部分研究成果被现代化生产推广应用，例如，龟甲入药前必须去除其皮膜、筋肉，传统方法是采用水浸泡法使之腐烂、脱离，但只能夏季生产，时间为 40～50 天，且环境空气受到污染，近年来有用悬挂式转鼓，在转动搅拌下，以蛋白酶进行水解，经 6～8 小时皮肉基本被去除，大大缩短了生产周期。从龟甲入汤剂的角度出发，以水煎出物量、氨基酸、总氮、灰分等为指标，比较生龟甲、砂烫龟甲、砂烫醋淬龟甲三种炮制工艺，以砂烫醋淬工艺为佳。再如，用"加酒热压法"制大黄、"高压蒸法"制草乌、"蜜烘法"制黄芪、"氮气熏蒸法"制金银花，等等，皆大大提高了生产效率，并保证了药品质量。

（五）炮制辅料的研究

炮制辅料的研究是指对炮制辅料的品种、规格、质量、用法、用量、辅料的作用、辅料炮制的原理和理论以及辅料制品的临床疗效等，进行深入探讨，以提供科学依据，进而制定各种炮制辅料的质量标准，以确保辅料制饮片的质量。

（六）中药饮片质量标准化研究

传统中药饮片的质量标准是历代中医药学家长期实践经验的积累和总结，又被称为"成品性状"，它是以饮片的形态、质地、色泽、气味等作为质量判断指标，采用眼看、口尝、鼻闻、手试等检验手段对中药饮片的质量优劣进行检测。现今饮片性状仍是判断饮片质量的主要标准。中药饮片质量标准化研究，应在传统经验认定饮片质量的基础上，运用现代科技手段进行研究，建立健全中药饮片的性状、鉴别、检查、浸出物、有效成分和有毒成分的含量等定性、定量指标及其限度和检测方法，使中药饮片达到多指标、数据化，最终实现中药饮片质量标准化。

（七）中药饮片生产设备的研制

中华人民共和国成立以来，人们在中药炮制机械设备的研制方面做了大量科研工作，取得了许多成绩。但现有的中药炮制设备大都不定型，其规格少、性能较差、生产效率低，致使产品质量不理想，饮片成本较高，远不能满足当前和今后中药饮片生产发展的需要。因此，急需改造旧设备，如净制设备、浸润机械、切药机、干燥机、包装机等。同时还应加快研制与传统炮制工艺或新炮制工艺相适应、相互衔接和配套的新型设备，以提高中药饮片生产能力和产品质量，并逐步实现中药饮片生产机械化、自动化、微机程控化。

（八）中药饮片片型改革的研究

中药饮片的片型现在仍以片、段、丝、块等传统饮片类型为主流。在保证中医临床疗效的基础上，必须针对传统饮片的不足之处，大力开展中药饮片片型改革研究，研制药效针对性强、方便服用、起效快速、长效高效的新型中药饮片，并制定各种规格饮片的质量标准及检测方法，从而保证或提高中药的临床疗效。

（九）中药饮片包装仓储的研究

中药饮片的包装对保证饮片质量起着重要的作用。因此，应针对中药饮片品种繁多、性质复杂、仓储技术要求高等特点，采用多学科的高新技术，加强中药饮片的包装材料、包装方法、包装规格、包装的稳定性等方面的研究以及仓储对中药饮片质量影响的研究，从而提供更加科学、实用的现代化仓储保管技术。

（十）中药炮制临床应用的研究

中药炮制临床研究是指对不同规格的生、熟饮片进行临床疗效考察，研究其在复方应用中作用的异同和确切的疗效。特别是有改进或创新的炮制研究课题，更应进行临床疗效对比观察，从而证实通过研究改革后的中药饮片是确保了原有的临床疗效，还是提高了原有的临床疗效，但绝不能降低原有的疗效。中药炮制临床应用的研究是为中药饮片炮制提供最具说服力的实用依据。

二、研究的方法

（一）运用文献学研究的方法

中药炮制源于古代，只有搞清了炮制历史才能搞清炮制意图，才能有目的地研究各种炮制原理及其优缺点。历代中药炮制技术和要求变化很大，其中有科学合理的，也有不尽科学合理的，甚至有误传误用的。所以通过文献学研究的方法，从古至今纵向综合分析，以搞清炮制历史的来龙去脉、原始意图、炮制方法及其变化，这是中药炮制研究的基础。

（二）运用现状调查研究的方法

运用信函、电信、网络和深入实地考察等手段，对中药饮片炮制现状进行调查研究。一方面要了解当前中药炮制科研进度情况及存在的问题，另一方面要调查了解中药饮片生产、经营和管理、临床应用等方面的现实状况及其存在的主要问题。同时根据需要，酌情搜集有代表性的市售原药材和饮片样品，然后对此进行综合分析，在调查报告中提出个人见解，从中寻求选题范围和研究内容。

（三）应用化学的方法

中药的疗效是由其所含的有效成分决定的。中药经炮制后，所含化学成分的性质和含量会产生不同程度的改变，药理作用、临床疗效也会发生相应的变化。可见研究中药炮制前后化学成分和含量的变化是中药炮制研究的核心，它的研究结果不但能阐明炮制原理，而且能指导炮制工艺的设计和改进，也是制定质量标准的依据。

（四）应用实验药理学的方法

采用现代实验药理学方法研究中药炮制作用，已成为当前和今后中药饮片炮制研究必须采用的主要手段之一。

（五）应用临床疗效观察的方法

中药炮制是为中医临床辨证施治服务的，目的是保证临床用药安全有效。经化学、药理学等方法进行中药炮制研究的结果，最终必须接受临床疗效的检验和验证。

（六）应用多学科结合的方法

中药炮制是一门内容丰富、涉及知识面比较广的综合性学科，因此必须借助其他相关学科的新技术、新成就，应用文献学、化学、药理学、免疫学、微生物学、生物化学、物理学和临床医学等多学科相结合来进行综合性、系统性研究，这种研究方法已成为现代中药炮制研究的有效途径和重要方法。

第四节　有关中药炮制的法规标准

中药炮制法规是规范中药炮制加工生产过程及质量等相关内容的法律规定。2019 年 12 月 1 日起施行的修订后的《中华人民共和国药品管理法》，是目前药品生产、使用、检验的基本法律，其中第二章"药品生产企业管理"中第十条明确规定：中药饮片必须按照国家药品标准炮制；国家药品标准没有规定的，必须按照省、自治区、直辖市人民政府药品监督管理部门制定的炮制规范炮制。省、自治区、直辖市人民政府药品监督管理部门制定的炮制规范应报国务院药品监督管理部门备案。这便是中药炮制所必须遵守的法规。

《中国药典》自 1963 年版开始，均在其一部收载中药及中药饮片，2005 年版首次单列中药饮片，2010 年版收载饮片的数量则大幅增加。该药典一部的正文中，规定了饮片的炮制方法、成品性状、用法、用量等，对某些饮片还规定了含量指标，附录中设有"炮制通则"，规定了各种炮制方法的含义、具有共性的操作方法及质量要求，是国家监督管理药品质量的法定技术标准，是国家药品标准的核心。

《全国中药炮制规范》是由中华人民共和国药政管理局组织编写，于 1988 年出版的，又称部颁标准。该书主要精选了全国各省、自治区、直辖市近代实用的炮制品及其最合适的炮制工艺以及相适应的质量要求，力求做到理论上有根据、实践上行得通，每一炮制品力求统一工艺。附录中收录了"中药炮制通则"及"全国中药炮制法概况表"，共收载常用中药 554 种及其不同规格的中药饮片，属于国家药品质量标准。

考虑到中药饮片品种多，规格不一，各地方用药习惯、炮制方法不统一，要将中药饮片纳入标准化、规范化管理，需从实际出发，分阶段、分品种逐步实施。因此，为了保留地方特色，目前各省、自治区、直辖市药品监督管理部门制定的适合本地的《中药炮制规范》，仍作为法定的强制性标准，属于地方药品标准。但地方标准应与《中国药典》和《全国中药炮制规范》《中药饮片质量标准通则（试行）》相一致，如有不同之处，应执行《中国药典》等国家药品标准的有关规定。

第二章　中药炮制的目的及意义

第一节　中药炮制的目的

一、降低或消除药物的毒性或不良反应

有些药材疗效显著，但却也有较大的毒性和不良反应，临床应用不安全，通过炮制可使药材的毒性降低，消除不良反应。如乌头、附子、半夏、南星、甘遂、大戟等毒性较大，通过各种解毒的方法（如浸渍、漂洗、蒸煮、加辅料蒸煮等）使其降低毒性，保持疗效。又如苍耳子、相思子、蓖麻子等含有毒性蛋白质的药材，经过加热炮制后，使其中所含毒性蛋白因受热变性，从而降低了毒性。

现代实验研究证明，乌头中乌头碱水解产物具有解热、镇痛、镇静作用，炮制后呈现出较强的强心作用，其强心成分为去甲乌药碱、棍掌碱，含量甚微，未经炮制的乌头因含较大量的乌头碱，对心脏有强烈的抑制作用。通过炮制既可以解毒，又可以消除乌头碱的对抗作用，附子的回阳救逆疗效才得以充分体现。

二、改变或缓和药物的性味

各种不同的药物，有不同的"四性""五味"。性味偏盛的药物在临床上应用会带来不良反应。药物经过炮制，可以改变药物性味，以达到改变药物作用的目的。如天南星炮制成为胆南星，性味由辛热转变为苦寒。

药物若过于攻伐，则损伤正气，过于滋润，则壅满碍脾，炮制后可使热者趋缓，偏者趋和，如麻黄生用辛散解表，其发散力甚强，过汗有亡阳之虑，蜜炙后辛散作用缓和，止咳平喘作用增

强；苍术性辛温刚燥，若以米泔水制则缓和其燥性；白芥子辛温，易伤阴动火耗气，炒后则缓和其辛燥之性，并易煎出有效成分；葶苈子耗伤肺气，作用峻烈，炒后则药性缓和。

三、改变或增强药物的作用部位和趋向

中医对疾病的部位通常以经络、脏腑来归纳，对药物作用趋向以升降浮沉来表示。

炮制能引药入经。如香附生品归肝、脾、三焦经，上行胸膈，外达肌表，醋炙后引药入肝，增强疏肝止痛作用；生小茴香入肝、肾、脾、胃经，能散寒止痛，理气和胃，盐炙后引药入肾，专行下焦，暖肾散寒，疗疝止痛。

炮制还可改变药物的作用部位和趋向。如生黄连性味苦寒，善清心火，酒制后能引药上行，清上焦头目之火；黄柏生品性寒而沉降，酒制后借酒升腾之力，引药上行，转降为升，清上焦湿热；知母能升能降，生品偏于升，长于泻肺、胃之火，盐制后偏于降，专于入肾，能增强滋阴降火的作用。

四、便于贮藏及保存药效

绝大多数的植物类药常常含有一定量的水分，在适宜的外界条件下易出现发霉、虫蛀、泛油等变异现象，动物类和一些昆虫类药材上常附着有虫卵和微生物，加热炮制后能降低水分含量，杀死虫卵和附着的微生物，避免霉变和虫卵孵化等现象的发生。果实、种子类药材经过炒制、蒸制或煮制等处理，能破坏体内的各种酶，终止种子发芽。黄芩、杏仁等含苷类成分的药材在相应酶的作用下能使苷类成分分解，经过加热处理，能破坏相应酶的活性，避免有效成分被酶解而损失，以利于苷类成分的保存。

五、矫臭、矫味，便于服用

某些动物类（如紫河车、五灵脂等）或其他具有特异不良气味的植物类药（如马兜铃、瓜蒌子等），往往因气味恶劣，为患者所厌恶，难以口服或服后出现恶心、呕吐、心烦等不良反应。为了利于服用，常将此类药物采用炒制、漂洗、酒制、醋制、蜜制等方法进行加工炮制，起到矫臭、矫味，使患者乐于服用的效果。

第二节　中药炮制的意义

临床应用中药，多需经过炮制，以炮制或制其形，或治其质，或变其性，或异其味，总以安全、提高疗效为原则。

一、纯净药材

中药品种繁多，来源广泛，因受土壤、日光、温度、水质等自然环境因素影响，加之在采收、保管过程中，伴有泥沙、杂质、霉变等，需进行净选。某些植物药尚需去核，如诃子；去芦，如人参；去心，如远志；去毛，如枇杷叶。某些动物药需去头，如白花蛇；去头足，如蝉蜕；去翅足，如虻虫；去皮肉血垢，如龟甲等。去掉非药用部分，更有利于达到治疗效果。

二、区分药材

有些药物虽源于一物，但作用有区别。如麻黄发汗，主治外感风寒无汗证；麻黄根止汗，主治体虚自汗、盗汗证。功效迥异，用途殊别。花椒辛温，温中、杀虫，椒目苦寒，利水、平喘，性味相悖，不可混用。莲子长于健脾养心，莲心长于除烦清心，二者作用并不相同。

三、增强疗效

中药经炮制成饮片以后，发生细胞破损、表面积增大等变化，炮制过程中的蒸、炒、煮、煅等加热处理，均可增加某些药效成分的溶出率。明代罗周彦《医宗粹言》中载："凡药用子者俱要炒过，入药方得味出。"这是因为多数种子外有硬壳，其药效成分不易被煎出，经加热炒制后种皮爆裂，便于成分煎出。这就是后人"逢子必炒""见子皆捣"的依据和用意。质地坚硬的矿物类、甲壳类及动物化石类药材在短时间内也不易煎出其药效成分，因此，必须经过加热炮制，使之质地酥脆而便于粉碎，增加药效成分的溶出而提高疗效。

炮制过程中加入辅料，有的可起协同作用，增强疗效。如炼蜜有甘缓益脾、润肺止咳之功，款冬花、紫菀等化痰止咳药经炼蜜炙制后，增强了润肺止咳的疗效。现代实验证明，胆汁制南星能增强天南星的镇痉作用，甘草制黄连可使黄连的抑菌效力提高数倍。

炮制改变性味、质地的同时，还可以改变或增强药物作用趋向，更好地发挥治疗作用。例如，黄柏禀性至阴，气薄味厚，主降，生品多用于下焦湿热，酒制可略减其苦寒之性，并借助酒的引导作用，以清上焦之热，上清丸中的黄柏用酒制，转降为升；盐制则引药走下焦，增强清下焦湿热的作用。

很多中药常能归入数经，有多种功效。在临床上不是用其同时治疗多个脏腑的疾病，而是只用其治疗某一个脏腑的疾病时，作用就会分散，不能发挥最佳疗效。通过炮制后，可以增强中药对其中某一脏腑或经络的作用，而减弱对其他脏腑或经络的作用，使其功效更加专一。如柴胡、香附等经醋制后有助于引药入肝经，更好地治疗肝经疾病。小茴香、益智仁、橘核等经过盐制后，有助于引药入肾经，能更好地发挥治疗肾经疾病的作用。

通过发芽、发酵、制霜、暗煅、干馏等炮制方法，可以将某些原来不能入药的物品转变为药物，使其产生新的作用，保证和提高临床治疗效果。

四、便于调配

来源于植物类的中药材，体积较大者，经水制软化，切制成一定规格的片、丝、段、块后，可使调剂时剂量准确，同时由于饮片与溶媒的接触面增大，可提高药效成分的煎出率，并避免药材细粉在煎煮过程中出现糊化、粘锅等现象，显示出饮片"细而不粉，煎而不糊"的特色，便于汤剂和中药制剂的提取。质地坚硬的矿物药、柔韧的动物药或性质特殊的植物药不易粉碎和煎出药效成分，加热炮制使其质地酥脆，便于粉碎，利于调剂和制剂。黄柏、栀子、车前子、葶苈子、白芥子等炒后使黏液质变性，利于打水丸起模，防粘连，提取时易过滤，并利于其他有效成分的溶出而便于制剂。

第三章　中药炮制对药性及制剂和成分的影响

一、炮制对药性的影响

中药通过炮制，其性味、升降浮沉、归经、毒性等都可能发生一定的变化，而这些变化又常常导致功效、用途发生相应的改变，运用于临床所产生的效应也不一样。

（一）炮制对"四气""五味"的影响

"四气""五味"是中药基本性能之一，"四气""五味"学说是中医理论体系的重要组成部分。

"四气"又称"四性"，除寒、热、温、凉四种药性外，还有平性药。平性药虽然性质较平和，但实际上没有绝对的平性药物，总是略有所偏。如甘草虽言性平，但实际上生甘草偏凉，而炙甘草偏温。

"五味"除酸、苦、甘、辛、咸五种味以外，还有淡味和涩味，但因淡味无特殊的滋味，而且一般认为"淡附于甘"，涩味药和酸味药的作用又基本相同，故仍称"五味"。"性"（气）是根据药物作用于机体所表现出来的反应归纳得到的，是从性质上对药物多种治疗作用的高度概括。"味"一般是通过口尝而得，但也有一部分药物味道并不明显，所以味也是反映药物的实际性能。按五行学说，味还与归经有关，性味是一个不可分割的整体，它们的配合是错综复杂的，不同的性和味相配合，就造成了药物作用的差异，既能反映某些药物的共性，又能反映各药物的个性。如甘寒药清热、益阴、润燥，苦寒药泻火燥湿，甘温药益气扶阳，辛温药散寒解表，辛凉药疏散风热等。所以药物的性味实际上是把临床实践中所得到的用药经验按照中医理论体系进行了系统的归纳和高度浓缩，以概括地说明各种药物的性能。

（二）炮制对升降浮沉的影响

升降浮沉是指中药作用于机体的趋向，它是中医临床用药应当遵循的规律之一。升降浮沉与性味厚薄有密切的关系，也与药用部位、药物质地有一定的联系。药物经加热如炒、煅、蒸等方法炮制后，由于性味和质地的变化，可以改变其作用趋向，尤其对具有双向性能的药物更明显。莱菔子能升能降，生品以升为主，用于涌吐风痰；炒后则以降为主，长于降气化痰，消食除胀。

加入辅料炮制作用更加明显，如黄柏原系清下焦湿热之药，经酒制后作用向上，兼能清上焦之热。黄芩酒炒可增强上行清头目之热的作用。

药物升降浮沉的性能也并非固定不变，经过炮制后，由于性味等方面的变化，可以改变其作用趋向，尤其对作用趋向具有双向性的药物更明显。药物生、熟（生、熟炮制品）与药物升降浮沉有一定的关系，辅料的影响更明显。辅料对药物升降浮沉的影响古今认识基本一致，通常是酒炒则升，姜汁炒则散，醋炒则收敛，盐水炒则下行等。至于药物究竟是"熟升生降"还是"生升熟降"，不具有普遍规律性，故不应偏执一面。总的原则应以炮制前后药性的变化为主要依据，并结合其他方面，具体药物具体分析。

（三）炮制对归经的影响

归经是指药物对于人体某些部位的选择性作用，亦指药物有选择性地对某些脏腑或经络表现出明显的作用，而对其他脏腑或经络的作用不明显或无作用。药物的疗效与性味相结合，是归经的重要依据，尤其是药物的疗效与归经关系极为密切。如生姜味辛，应归肺经；因具有发汗解表、温肺止咳的功效，也应归肺经；又能温中止呕，故又归脾、胃经，所以生姜归肺、脾、胃经。苦杏仁味苦，按五行学说应归心经，但从功用看，可止咳平喘，应归肺经，又能润肠通便，故归大肠经，而与心经的疾病却无关系，所以苦杏仁归肺、大肠经。以上说明归经是以疗效与性味为主要依据的，而疗效又是确定归经的核心内容。

中药炮制常以归经理论作为指导，尤其是某些辅料对药物归经有明显的影响。如醋制入肝经，蜜制入脾经，盐制入肾经等。有些中药都能归几经，可治几个脏腑或经络的疾病，临床为了更准确地针对主症，作用于患病的脏腑，发挥其疗效，就需通过炮制以达到此目的。有的药物炮制后归经的主次也会发生变化，其作用侧重点也随之发生转移。如小茴香归肝、肾、脾、胃经，能散寒止痛、理气和胃，用于疝气疼痛、痛经及脘腹冷痛、少食吐泻等；盐炙后则主归肝、肾经，专用于寒疝疼痛。

总之，炮制对药物的影响是多方面的，如生地黄制成熟地黄就发生了多种变化，不但性味发生改变，归经、功效也发生了明显的变化。但因脏腑、经络的病变可以互相影响，在临床应用时，又不能过于受归经的限制，必须和整个药性结合起来考虑。

（四）炮制对中药毒性的影响

多数毒剧药物必须经过炮制以后才能内服应用于临床。炮制对中药毒性的影响是指通过炮制消除或降低药物治疗剂量下对人体的伤害，其主要途径分为三个方面：①使毒性成分发生改变，如川乌、草乌等；②使毒性成分含量减少，如巴豆、干漆等；③加入具有解毒作用的辅料，如白矾制天南星、半夏等。可降低毒性的辅料有甘草、生姜、醋、明矾、石灰、黑豆等。

有毒中药如乌头、附子、半夏、天南星、甘遂、大戟、巴豆等炮制后毒性降低。现代研究表明，乌头中的双酯型生物碱即乌头碱具有很强的毒性，炮制使其降解，毒性随之降低。又如苍耳子、蓖麻子、相思子等一类含有毒性蛋白质的中药，经过加热炮制后，其中所含毒性蛋白因受热变性而达到降低毒性的目的。炮制可以根据临床需要降低不良反应，提高治疗的针对性。

炮制有毒药物时一定要注意去毒与保存药效并重，并且应根据药物的性质和毒性表现，选用恰当的炮制方法，才能收到良好的效果。

二、炮制对制剂的影响

中药制剂一般在复方的基础上进行，它是依据不同证候、对象，组方遣药发挥综合效应的。因此不同的处方，就有不同的炮制要求；而不同的剂型，也有它对炮制的特殊要求。

（一）饮片是汤剂和中成药的基本原料

汤剂，具有吸收快、作用迅速的特点，且便于根据每个患者的病情加减化裁，故一直是中医临床辨证施治的首选。

中成药是以中药为原料，在中医药理论指导下，按规定的处方和方法加工制成一定剂型，标明功效、主治、用法、用量等，经药政部门批准，供医生或患者使用的药品。

中成药剂型颇多，因与汤剂制作工艺不同，故对饮片的炮制也有不同的要求，各有特色。有的中成药，方中某些药物还需进行特殊炮制或比汤剂要求更严格。如附桂理中丸中的附片，要求炮附片，以保证临床安全有效；甘草要求蜜炙，增强补中作用；干姜炒成炮姜，使作用持久。因此，中成药的基本原料仍然是炮制后的饮片。

（二）提高汤剂和中成药疗效

由于中药通常是一药多效，但在方剂中并不需要发挥该药的全部作用，特别是在不同组方中，同一药物所起的作用并不一样。如麻黄在麻黄汤中起发汗解表、宣肺平喘作用，故原方生用，并要求去节，取其发汗平喘作用；在越婢汤中，用麻黄意在利水消肿，故生用而未要求去节，取其利水力较强而性兼发泄；在三拗汤中，麻黄主要起宣肺平喘的作用，故原方注明不去节（亦云不去根、节），取其发散之力不太峻猛，梁代陶弘景还认为节止汗。若表证不明显者，临床常用蜜炙麻黄，不仅增强止咳平喘之功，而且可以减弱发汗之力，以免徒伤其表。若为老人和小儿，表证已解，喘咳未愈而不剧者，可考虑用蜜炙麻黄绒，能达到病轻药缓、药证相符的要求，可避免小儿服用麻黄后出现烦躁不安或有的老人服后引起不眠等弊端。

汤剂和中成药对饮片质量有着共同的要求，特别是净制，无论对汤剂或中成药的疗效影响都很大。如皮壳、毛、核、粗皮、木心等，往往作用很弱或无作用，甚至具不良反应，若不除去，则会影响剂量的准确性，降低疗效。中成药中恰当使用炮制品，可以增强疗效，如小儿健脾丸的神曲必须炒制，其健脾效果才好。

（三）消减制剂中某些药物的不良反应

由于制剂中有的药物某一作用不利于治疗，往往影响制剂疗效的发挥，就需要通过炮制调整药性，使其更好地适应病情的要求。

有的药物在治病的同时，也会因药物某一作用与证不符，给治疗带来不利影响。因此，需要通过炮制，调整药效，趋利避害，或扬长避短。如干姜，其性辛热而燥，长于温中回阳，温肺化饮，在四逆汤中用干姜生品，取其能守能走，力猛而速，功专温脾阳而散里寒，助附子破阴回阳，以迅速挽救衰微的肾阳。在小青龙汤中，用干姜生品，是取其温肺化饮，且能温中燥湿，使脾能散精，以杜邪之源。在生化汤中则需用炮姜，这是因为生化汤主要用于产后受寒、恶露不行、小腹冷痛等。因产后失血，血气大虚，炮姜微辛而苦温，既无辛散耗气、燥湿伤阴之弊，又善于温中止痛，且能入营血助当归、炙甘草通脉生新，佐川芎、桃仁化瘀除旧，臻其全方生化之妙；若用生品，则因辛燥，耗气伤阴，于病不利。

（四）洁净药物，利于贮藏保管

中药在采收、仓储、运输过程中常混有泥沙杂质，并有残留的非药用部位和霉败品，因此必须经过严格的分离和洗刷，使其达到所规定的洁净度，以保证临床用药的卫生和剂量的准确。例如根类药物的芦头（根上部之根茎部分）、皮类药材的粗皮（栓皮）、昆虫类药物的头足翅等常应除净。有的虽是一种植物，但由于部位不同，其药效作用亦不同。如麻黄，其茎能发汗，其根能止汗，故必须分开。药物经过加热处理可以进一步干燥，或杀死虫卵（蒸桑螵蛸），有利于贮藏保管。有些含苷类成分的药物，如黄芩、苦杏仁等，经过加热处理，能促使其中与苷共存的酶失去活性，从而避免苷类成分在贮藏过程中被酶解而使疗效降低。

三、炮制对化学成分的影响

中药所含化学成分是中药赖以治病的物质基础。来源于天然的中药化学成分组成复杂，采用不同方法和加入不同辅料炮制，对各种成分的影响不同。炮制前后化学成分的变化必然引起中药药效或毒性的变化。

（一）炮制对含生物碱类药物的影响

生物碱是一类含氮的有机化合物，由于存在于生物界又有类似碱的性质而得名。生物碱是中药中很重要的一大类化学成分，并有明显的生理活性。生物碱在植物体内的分布并不平均，黄柏中的小檗碱多集中于皮层及韧皮部；麻黄中的麻黄碱主要存在于茎中，尤以髓部含量为高，根部不含麻黄碱；百部中的生物碱集中在根部等。因此，炮制中黄柏刮去木栓层、麻黄去根、百部去芦等均可达到提高药物质量和疗效的目的。游离生物碱多有脂溶性，不溶或难溶于水，煎煮时难以煎出"药味"而难以发挥药效。但与酸作用生成的盐则可在水中溶解，传统炮制的醋制法，其意义即与此有关。例如，生品延胡索止痛的有效成分生物碱只能煎出25.06%，而醋制延胡索由于乙酸和生物碱反应成可溶性的乙酸盐，提高了在水中的溶解度，在相同的煎煮条件下，生物碱的煎出率达到49.33%，提高了止痛效果。

生物碱在植物体中，也往往与植物体中的有机酸、无机酸生成复盐，如鞣酸盐、草酸盐等。它们是一种不溶于水的复盐，若加入醋酸后，可以取代上述复盐中的酸类，而形成可溶于水的醋酸盐复盐，因而增加了在水中的溶解度。

大多数生物碱不溶于水，但分子量小或极性强的季铵型生物碱可溶于水。如小檗碱、益母草碱甲等及某些含氮氧化物的生物碱如氧化苦参碱也都能溶于水。以此类生物碱为主要有效成分的药物在炮制过程中如用水洗、水浸等操作时，应尽量减少与水接触的时间，即使是含有难溶于水的生物碱类药材，在切制时，也宜采取少泡多润的原则，尽量减少生物碱的损失，以免影响疗效。

加热炮制能使某些生物碱被水解、分解或挥发。如毒性大的乌头碱经蒸、煮法炮制后水解生成毒性小的乌头次碱和乌头原碱；士的宁经高温砂烫能生成异士的宁及氮氧化物而降低毒性；小檗碱受热过高易被破坏，因此炮制黄连、黄柏时温度不可过高，时间不可过长；槟榔碱遇热易挥发散失，干燥时，不宜暴晒；石榴皮、龙胆、山豆根等药物中所含生物碱遇热活性降低，而所含生物碱又是有效成分，因此以生用为宜。

有些中药的生物碱类成分为毒性成分，对于这些成分，目前常用煮、蒸、炒、烫、煅、炙等热处理方法改变生物碱的结构，达到减毒、增效的目的。

（二）炮制对药物中苷类成分的影响

苷类在中药中是仅次于生物碱的一类重要物质，它是由糖和非糖物质（苷元）组成的复杂化合物。各种苷都有一定的生理活性，其生理活性往往在于苷元，但以整个苷分子发挥药理作用。在植物体内，与苷共存的还有酶。各种酶在适宜的温度（25～35℃）和湿度条件下，能使与其共存的苷发生酶解生成糖和苷元而失去生理活性。如苦杏仁中的苦杏仁苷在苦杏仁苷酶的作用下酶解成野樱苷，再进一步酶解成杏仁腈。杏仁腈不稳定，易分解成氢氰酸和苯甲醛而挥发失效。

黄芩中黄芩苷、汉黄芩苷被酶解，其黄芩苷元系一种邻位三羟基黄酮，性质不稳定，易氧化成醌类化合物，使黄芩变绿，疗效降低。槐花中的芸香苷在适宜的温度和湿度条件下，可被鼠李糖转化酶分解成槲皮素而失效。因此，中药炮制中的焯制杏仁、炒杏仁、炒槐花、炒白芥子、蒸黄芩、煮黄芩、炒王不留行、炒莱菔子、羊脂油炙淫羊藿和炙远志等均采用加热来破坏相应酶的活性，使酶解反应不能自然进行，提高这些药物中苷类成分的稳定性，有利于保持药效。苷类成分除了可以发生酶解以外，与酸作用也可以发生水解而成糖和苷元，所以含苷的中药很少有用醋制的。

由于苷类成分易溶于水，故中药在净制、切制过程中用水处理时应避免"伤水"，以免苷类成分溶于水而流失，或发生水解而减少。常见者如大黄、甘草、秦皮等，均含可溶于水的各种苷，切制前用水处理时要尽量"少泡多润"，使药透水尽。

含苷类成分的药物往往在不同细胞中含有相应的分解酶，在一定温度和湿度条件下苷类成分可被相应的酶所分解，从而使有效成分减少，影响疗效。如槐花、苦杏仁、黄芩等含苷类成分的药物，采收后若长期放置，或加工方法不当，在适宜的条件下，相应的酶便可分解芦丁、苦杏仁苷、黄芩苷，使这些药物疗效降低。所以此类药物常用炒、蒸、烘、焯或暴晒的方法破坏或抑制酶的活性，以保证药物有效物质免受酶解，保存药效。

苷类成分在酸性条件下容易水解，不但降低了苷的含量，也增加了成分的复杂性。因此，苷类成分为中药的有效成分时，一般少用或不用醋炮制。但若为毒性成分，则用醋炮制。如商陆中皂苷、皂苷元均有致泻作用，皂苷是毒性成分，商陆醋炙、醋煮后其皂苷及苷元含量均降低，毒性及泻下作用缓和。

酒、蜜等作为常用炮制辅料，可提高某些苷类成分的溶解度，增强疗效。

（三）炮制对挥发油类成分的影响

挥发油又称精油，是经水蒸气蒸馏得到的挥发性成分的总称。其化学成分复杂，生物活性广泛，大都具有芳香气味，在常温下可以自行挥发而不留任何油迹，大多数比水轻，不溶于水，而溶于多种有机溶剂及脂肪油中，在70%以上的乙醇中可完全溶解。

水制能使挥发油随水流失或发酵变质。含挥发油的药物，用水软化时，宜用淋法或"抢水洗"，以免药材长时间浸泡，挥发油溢出水面，随水流失。也不要带水堆积久放，以防发酵变质，色泽变黯，影响质量。但厚朴、鸢尾等所含挥发油在植物体内以结合状态存在，需堆积"发汗"后香气才能逸出。

加热炮制易使挥发油挥发散失，或产生新的成分。若挥发油具有治疗作用，则应尽量避免加热处理，干燥时宜阴干或于60℃以下烘干，以免挥发油含量减少而影响疗效，如茵陈、薄荷等；若挥发油具有毒性或刺激性，则应通过加热处理使其挥发散失，以降低或缓和毒性或刺激性，如乳香、没药、肉豆蔻、苍术等。

也有些中药需要通过炮制以减少或除去挥发油，以缓和毒性和不良反应或改变药性，满足临床医疗的需要。如麻黄经蜜炙后，具发汗作用的挥发油可减少1/2以上，缓和其发汗作用。

（四）炮制对药物中鞣质类成分的影响

鞣质是一类复杂的多元酚类化合物的总称，广泛存在于多种植物中。在医药上常作为收敛剂，用于止血、止泻及治疗烧烫伤，也可用于生物碱及重金属中毒的解毒剂。鞣质广泛存在于中药（如五味子、石榴皮、大黄、槟榔、桂皮、茶叶、地榆、侧柏叶、虎杖、没食子、槐花、五倍子等）中。鞣质可溶于水及乙醇，极易溶于热水生成胶状溶液。因此，在水中长时间浸泡，尤其在热水中浸泡含鞣质的中药，会降低鞣质的含量。加热炮制对鞣质含量影响不尽相同。有报道槐花炒黄后鞣质含量略有增加，炒炭后鞣质含量约为生品的 4 倍。增加的鞣质可能是槐花中黄碱素在一定的条件下受热氧化，缩合而成的产物。但对地榆、山栀、蒲黄等 14 种止血中药炒炭前后鞣质的定性定量研究结果表明，炒炭后除山栀、蒲黄鞣质含量变化较小外，其他药物鞣质含量均有所下降。其中藕节、茜草中的鞣质几乎完全被破坏，地榆、大黄、侧柏叶等鞣质含量亦显著下降。

（五）炮制对含有机酸类药物的影响

有机酸是含有羧基的一类化合物，广泛存在于植物界具有酸味的果实中，且含量一般较高。醋制使药材中的有机酸盐生成游离的有机酸，使其发挥独特的药理作用。如五味子经醋制后，其有机酸的煎出量较生品有显著增加，这与醋制增强其收敛作用的传统之说完全相符。又如乌梅，醋制后收敛固涩作用更强，尤其适用于肺气耗散之久咳不止和蛔厥。

炮制加热还能破坏有机酸，如山楂炒焦后有机酸被破坏68%，酸性降低，免除了伤筋损齿之患。且由于增加了苦味，其消食化积作用增强，炒炭后减少了酸味，降低了刺激性，具有消食止泻功能。

有机酸对金属有一定的腐蚀作用，易溶于水，故炮制时应尽量减少或避免与金属器具接触，以免使器具腐蚀和使药材变色。水处理时应"少泡多润"，以免造成成分流失。如甘草在水制时，浸泡时间越长，甘草酸就流失越多，含量就越低，应予以注意，以免影响药效。

（六）炮制对含油脂类药物的影响

某些含油脂的中药，泻下作用峻猛，具有不良反应或毒性，为避免滑肠峻泻或降低毒性，常用去油制霜法炮制。部分含油脂类药物多伴有毒性蛋白质或酶类。此类药物不仅去油脂，往往还要加热炮制。如巴豆中巴豆油既是有效成分亦是有毒成分，常用制霜法控制巴豆油的含量以降低毒性。同时，巴豆中还含有一种毒性蛋白质即巴豆毒素，能溶解红细胞使局部细胞坏死，故宜蒸后制霜。

油脂具有通便作用，若用其润肠，应保留油脂。苦杏仁用于止咳平喘，若兼大肠干结，可炒、蒸加热后，捣碎直接应用；桃仁活血化瘀、柏子仁养心安神，用于大便干结者均可用其生品。

含有油脂类种子或果实类药物，放置过久，在一定的温湿度条件下，通过氧化、缩合等变化，从细胞内溢出，发生颜色变深，气味改变，称为酸败、走油现象，应当避免。

（七）炮制对含树脂类药物的影响

树脂是一类复杂的化合物，大多是由萜类化合物在植物体内经氧化、聚合等作用而生成的，通常存在于植物组织的树脂道中。植物体在外伤的刺激下，即能分泌出树脂来，形成固体或半固体物质。树脂一般不溶于水，而溶于乙醇等有机溶媒。炮制含树脂类药物时，可用辅料酒、醋处理，以提高树脂类成分的溶解度，增强疗效。如五味子经酒制可提高疗效，因五味子的补益成分为一种树脂类物质。乳香、没药经醋制，能增强活血止痛作用。

加热炮制可增强某些含树脂类药物的疗效，如藤黄经高温处理后，抑菌作用增强。但有的树脂如果加热不当反而影响疗效，如乳香、没药中的树脂如炒制时温度过高，可促使树脂变性，反而影响疗效。但有时通过加热炮制可以破坏部分树脂，以适应医疗需要，如牵牛子树脂具有泻下去积作用，经炒制后部分树脂被破坏，泻下作用得以缓和。

（八）炮制对含蛋白质、氨基酸类药物的影响

蛋白质是生物体内所有化合物中最复杂的物质。蛋白质水解

后能产生多种氨基酸，多种氨基酸均为人体生命活动所不可缺少的。

氨基酸是一种分子中含有氨基的羧酸，可分为组成蛋白质的氨基酸和非组成蛋白质的氨基酸两大类，很多氨基酸都是人体生命活动不可缺少的，具有显著的生理活性。氨基酸大多是无色的结晶体，易溶于水。故该类药材不宜长期浸泡于水中，以免损失有效成分，影响疗效。

氨基酸能在少量水分存在的条件下与单糖产生化学反应，生成具有特异香味的环状化合物。如缬氨酸和糖能生成味香可口的褐色类黑素、亮氨酸和糖类，能产生强烈的面包香味。麦芽、稻芽等炒后变香，其健脾消食作用也与此有关。

蛋白质能与许多蛋白质沉淀剂，如鞣酸、重金属盐等产生沉淀，故该类中药一般不宜和鞣质类的药物一起加工炮制。酸碱度对蛋白质和氨基酸的稳定性、活性影响大，加工炮制时也应根据药物性质妥善处理。

炮制时加热可使蛋白质凝固变性，大多数氨基酸遇热也不稳定。因此某些富含蛋白质、氨基酸类成分的药物以生用为宜。如雷丸、天花粉、蜂毒、蛇毒、蜂王浆等都宜生用。

蛋白质加热处理以后，往往还能产生一些新的物质，而具有新的活性，如鸡蛋黄、黑大豆等经过干馏处理，能得到含氮的吡啶类、咔啉类衍生物而具有解毒、镇痉、止痒、抑菌、抗过敏等作用。

一些含有毒性蛋白质的中药可通过加热处理，使毒性蛋白质变性而降低或消除毒性，如白扁豆中含有对人体红细胞的非特异性凝集素，经加热炮制后可大大降低其毒性。

（九）炮制对含糖类药物的影响

糖类占构成植物有机体物质的85%～90%，是植物细胞与组织的重要营养物质和支持物质。其在植物体内的存在种类很多，有单糖、寡糖和多糖。很多中药含有的糖类成分过去不为人重视，随着科学研究的深入，糖类成分的生物活性愈来愈引起人们的注意。如柿霜，主要成分为甘露糖，为治疗小儿口疮的良药，并有轻微的致泻作用。近年来更发现许多植物多糖具有良好的生理活性，如猪苓多糖、茯苓多糖、香菇多糖等成分，可表现出明显的提高机体免疫功能及较广泛的抗癌活性的作用。

水制能使糖类成分流失。因此在炮制含糖类的药物时，要尽量少用水处理，必须用水泡时要"少泡多润"，尤其要注意药物与水的共同加热处理。

加热炮制能使还原糖的含量增加。如何首乌经黑豆汁蒸制后，其总糖、还原糖的含量增加，补益作用增强。地黄清蒸或酒蒸后制成的熟地黄，其还原糖的含量较生地黄增加2倍以上。

（十）炮制对含无机化合物类药物的影响

无机化合物类成分大量存在于矿物和甲壳类药物中，在植物药中也有一些无机盐类，如钾、钙、镁盐等。在各类药物中，还普遍存在某些微量元素，如铜、铬、锰、铁、锌、碘、氟等，有十分重要的生物活性。

炮制过程中，有时水处理时间过长，可使所含水溶性无机盐类成分流失而降低疗效。如夏枯草中含有钾盐，经长时间水处理，钾盐的流失会大大降低其降压、利尿作用。

但对一些含汞或砷的有毒药物，应采用水飞法，一方面使之成为极细粉末利于调剂，另一方面可除去有毒的无机物。如朱砂所含可溶性汞盐毒性极大，为朱砂主要毒性成分，采用水飞、研磨可使其溶于水而除去。雄黄有时含有砷的氧化物（As_2O_3，即砒霜），服用易引起中毒。水飞雄黄不仅可得极细粉便于服用，同时还可除去水溶性砷氧化物以降低毒性。

矿物、动植物化石和甲壳类药物中含有丰富的微量元素，一般对热稳定，高温炮制破坏了其他有机成分，使这些微量元素更易溶出，有利于疗效的发挥。

药物经过不同的加工处理后，其化学成分会发生不同的变化，主要通过分解、异构化、氧化、置换、缩合等几个途径来完成。变化的结果不外乎是增加或减少化学成分的溶解度和浸出量，分解化学成分或转化为新的化学成分，从而提高药物疗效，降低或减轻药物的毒性、烈性和不良反应，改变药物的性能，便于制剂等。

第四章　中药炮制的方法及辅料

第一节 中药炮制的基本方法

一、净制

（一）挑选

将药材中非药用部分挑出，保留药用部分；或分离不同药用部分；或将药材按大小、粗细分类，便于下一道工序制作处理。

（二）筛选

筛选是根据药材和杂质体积大小的不同，选用适宜的筛，筛除药材中夹杂的泥沙、灰屑及其他杂物等；或对药物进行大小分档；或筛除炮制所用的固体辅料。

（三）风选

根据药材和杂质的比重不同，利用风力，将杂质分离除去。如槐米、青葙子、车前子、葶苈子、番泻叶等皆可用风选法除去空壳或其他杂质。一般用簸箕或风车通过扬簸或鼓风，使杂质和药用部位分离，以使药物纯净。

（四）水选

利用清水在较短时间内荡洗去药材上附着的泥土、杂质；或者将药材置入大量清水中，每日换水 2～3 次；或将药材置于清洁的长流水中，漂洗去药材某些毒性成分、盐分、腥臭成分和核皮等。如川乌、草乌、半夏等用水浸泡，以除去部分毒性成分；海藻、昆布、盐苁蓉、盐附子等应漂去内部的盐分；海螵蛸需用清水漂至无明显咸味；一些动物类中药如龟甲、鳖甲残留有筋膜腐肉，经浸漂以除腥臭气味。

二、切制

（一）切制的目的

1. 提高煎药质量

由于饮片与溶媒的接触面积大，有效成分易于溶出，并避免了药物细粉在煎煮过程中糊化，可以显示出饮片"细而不粉"的特色。

2. 利于炮制

临床处方用药多用炮制品，而炮制药物又往往加入各种辅料。饮片有利于与辅料的接触或吸收，并使之受热均匀从而提高炮制效果。

3. 便于制剂

饮片较薄，在制备液体剂型中，增大浸出效果；制备固体剂型时，能提高出粉率，使组方中药物比例相对稳定。

4. 利于贮存和调配

原生药杂质多，污染较重，含水量较高。切制为饮片后，洁净程度提高，含水量下降。原药材一般体形粗大，而临床用药量偏小，切片后也便于调配。

（二）切制前的水处理

干燥的药材切制成饮片必须经过水处理。水处理的目的主要是使药材吸收一定量的水分，使药物质地由硬变软，便于切制，同时除去泥沙杂质，使药物洁净，并能缓和药性，降低某些药物的毒性和不良反应。

水处理药材的物理过程分三个阶段，即浸润、溶解和扩散。药材在浸润和溶解两个过程中，质地由硬变软，而在扩散过程中，有效成分开始由细胞内向浸泡药材的水溶液中转移，最终导致有效成分流失，因此，以水处理软化药材的原则为"少泡多润、药透水尽"。要适当控制用水量、浸润时间和温度，防止扩散现象的发生，避免损失药材有效成分。

干燥的药材切成饮片必须经水处理过程，目的是使药材吸收一定量的水分，使质地由硬变软，以便于切制，具体方法如下。

1. 淋法（喷淋法）

淋法即用清水喷淋或浇淋药材。本法多适用于气味芳香、质地疏松的全草类、叶类、果皮类和有效成分易随水流失的药材，如薄荷、荆芥等。近年来，有些药材已在产地加工，如藿香、益母草、青蒿等，均采用趁鲜切制。

2. 淘洗法

淘洗法是用清水洗涤或快速洗涤药物的方法。由于药材与水接触时间短，故又称"抢水洗"。适用于质地松软、水分易渗入及有效成分易溶于水的药材，如瓜蒌皮、南沙参、陈皮等，防止药材"伤水"和有效成分流失。目前，大生产中多采用洗药机洗涤药材。

3. 泡法

泡法是将药材用清水泡一定时间，使其吸入适量水分的方法。适用于质地坚硬、水分较难渗入的药材，如天花粉、乌药、三棱等。泡法操作时受药材体积、质地、季节等因素的影响。本着"少泡多润"的原则，使之软硬适度便于切制为准，以保证药物的质量。

4. 漂法

漂法是将药材用多量水，多次漂洗的方法。本法适用于毒性药材、在产地为便于保存而用盐渍制过的药物及具腥臭异常气味的药材。如川乌、半夏、附子、肉苁蓉、紫河车、海藻等。

漂的标准：有毒的药物，取药材切开，放于舌上，以半分钟以内不刺舌为准；有盐分的药物，以药物无咸味为准；有腥臭味的药物，如紫河车，以漂去瘀血为度。

5. 润法

润法是把泡、洗、淋过的药材，用适当器具盛装，或堆集于润药台上，以湿物遮盖，或继续喷洒适量清水，保持湿润状态，使药材外部的水分徐徐渗透到药物组织内部，达到内外湿度一致的效果，利于切制。

润药得当，既保证质量，又可减少有效成分损耗，有"七分润工，三分切工"之说法。因此，润药是关键。

（三）中药的切制方法

1. 机械切制

目前，全国各地生产的切药机械种类很多，功率不等。机械切制品的特点：生产能力大，速度快，节省劳力，能减轻劳动强度。

操作方法：将被切药物整齐放于刀床上或药斗中，装满、压紧，然后调节好切片的厚度，即可切制。

2. 手工切制

手工切药刀主要有以下 2 种：

1）切药铡刀：主要由刀片、刀床（刀桥）、刀柄、长凳、压板、装药斗、控药棍等部件组成。操作时，人坐在长凳上，左手握住药材向刀口推送，同时右手拿刀柄向下按压，即可切出饮片。较多用于切横薄片及草类药物，如桂枝、白芍、荆芥、香薷等。

2）片刀（类似菜刀）：多用于切厚片、直片、斜片等，如浙贝母、白术、甘草、黄芪、苍术等。

手工切制适用于机器不好切的药材，如太软、太黏及粉质药材和少量特殊药材。其操作方便、灵活，不受药材形状的限制，切制的饮片均匀、美观，损耗率低，类型和规格齐全，弥补了机器切制的不足。缺点是劳动效率较低。

3. 其他切制与加工方法

对于木质及动物骨、角类药物，以及某些质地或形态特殊的药材，用上述工具较难切制，可根据不同情况选择适宜工具或采用其他方法进行加工处理，以利于操作和临床应用。

1）制绒：某些纤维性和体轻泡的药材经捶打，推碾成绒絮状，可以缓和药性或便于应用。如麻黄碾成绒，则发汗作用缓和，适用于老年、儿童和体弱者服用。另外，艾叶制绒，便于配制灸法所用的艾条或艾炷。

2）揉搓：对于质地松软而呈丝条状的药物，需揉搓成团，便于调配和煎熬，如竹茹、谷精草等。另如荷叶、桑叶需揉搓成小碎块，便于调剂和制剂。

此外还有一些特殊的加工方法，其目的同样是为了增强药物疗效，便于临床应用。如拌衣，即将药物表面用水湿润，使辅料粘于药物上，主要有朱砂拌衣和青黛拌衣。将药物湿润后，加入定量的朱砂或青黛细粉拌匀后晾干。如朱砂拌茯苓、远志可增强宁心安神的作用，青黛拌灯心草则有清热凉肝的作用。

第二节　中药炮制常用辅料

中药炮制由于辅料品种不同，更由于各种辅料性能和作用不同，在炮制药材时所起的作用也各不相同。而炮制的辅料与制剂的辅料概念上有所不同：制剂的辅料必须具有较高化学稳定性，不与主药发生反应；而炮制辅料则是指具有辅助作用的附加物料，它对主药起到增强疗效和降低毒性，或影响主药理化性质等作用。

目前常用的辅料种类比较多，一般分为两大类，即液体辅料和固体辅料。

一、液体辅料

（一）酒

用以制药的有黄酒、白酒两大类，最好用黄酒，但有少部分地区用白酒，用量为黄酒的1/3。

酒味甘、辛，性大热，能活血通络，祛风散寒，引药上行，矫味矫臭。酒的气味芳香，能升能散，具有宣行药势，活血通络之功。对白芍、红花、当归、川芎等活血通络、祛瘀止痛的药物可发挥协同作用，增强疗效。黄连、黄芩、黄柏、大黄等药性苦寒，性本沉降，多用于清中、下焦湿热，酒制后不但能以热制寒，缓和药性，免伤脾胃之气，并可借助酒的升提之力引药上行，清上焦邪热。如普济消毒饮中黄芩、黄连酒炒为君药，配伍柴胡、玄参、桔梗等治疗大头瘟，适用于头面红肿、目不能开、咽喉不利、舌燥口渴等上焦热病。

（二）醋

古称酢、醯、苦酒，习称米醋。古代传统的酒多为甜酒、浊酒，由于含醇浓度低，易酸败成醋，具有苦味，故醋又称苦酒。醋有米醋、麦醋、曲醋、化学醋等多种，《本草纲目》指出，制药用醋"唯米醋二三年者入药"。炮制用醋为食用醋（米醋或其他发酵醋），化学合成品（醋精）不应使用。醋长时间存放者，称为"陈醋"，陈醋用于药物炮制更佳。

醋味酸、苦，性温，具有理气、止血、行水、消肿、解毒、散瘀止痛、矫味矫臭等作用。醋多用作炙、蒸、煮等辅料，药物经醋制后，引药入肝经，增强止痛作用，缓和药性，降低毒性。常用醋制的药物有延胡索、甘遂、商陆、大戟、芫花、莪术、香附、柴胡等。

（三）蜂蜜

蜂蜜生则性凉，熟则性温，故能补中；甘而平和，故能解毒；柔而濡泽，故能润燥；缓可去急，故能止痛；气味香甜，故能矫味、矫臭；不冷不燥，得中和之气，故十二脏腑之病，无不宜之。因而认为蜂蜜有调和药性的作用。

中药炮制常用的蜂蜜是炼蜜，用炼蜜炮制药物，能与药物起协同作用，增强药物补中益气的疗效，或起解毒、缓和药性、矫味、矫臭等作用。常用蜂蜜炮制的药物有甘草、麻黄、百部、马兜铃、白前、枇杷叶等。

（四）食盐水

食盐水为食盐加适量的水溶化，经过滤而得的澄明液体。

食盐味咸，性寒，能强筋骨、软坚散结、清热凉血、解毒、防腐，并能矫味。药物经食盐水制后，能改变药物的性能，增强药物的作用。常以食盐水制的药物有杜仲、巴戟天、小茴香、橘核、车前子等。

（五）生姜汁

取姜科植物鲜姜的根茎，经捣碎取汁；或用干姜，加适量水共煎去渣而得的黄白色液体。

生姜汁味辛，性温，升腾发散而走表，能发表、散寒、温中、止呕、开痰、解毒。药物经姜汁制后能抑制其寒性，增强疗效，降低毒性。常以姜汁制的药物有竹茹、草果、半夏、黄连、厚朴等。

（六）甘草汁

取甘草饮片水煎去渣而得的黄棕色至深棕色的液体。

甘草味甘，性平，具补脾益气、清热解毒、祛痰止咳、缓急止痛作用。药物经甘草汁制后能缓和药性，降低毒性。

甘草含皂苷，浸出液振摇之后产生稳定的泡沫，减低表面张力，能增加其他不溶物质的溶解度，中医处方中常用甘草为药引，调和百药，客观上在炮制和煎煮过程中起到增溶的作用。

常用甘草汁制的药物有远志、半夏、吴茱萸、乌头等。

（七）黑豆汁

黑豆汁为大豆的黑色种子加适量水煮熬去渣而得的黑色浑浊液体。

黑豆味甘，性平，能活血、利水、祛风、解毒、滋补肝肾。药物经黑豆汁制后能增强药物的疗效，降低药物毒性或不良反应等。常以黑豆汁制的药物有何首乌等。

（八）米泔水

米泔水为淘米时第二次滤出之灰白色浑浊液体，其中含少量淀粉和维生素等，又称"米二泔"。因易酸败发酵，应临用时收集。

米泔水味甘，性凉，无毒，能益气、和中、除烦、止渴、解毒。对油脂有吸附作用，常用来浸泡含油脂较多的药物，以除去部分油脂，降低药物辛燥之性，增强补脾和中的作用。李时珍说："苍术性燥，故以糯米泔浸，去其油，切片焙干用……以制其燥者。"这里的"燥"，是指燥热之性。常以米泔水制的药物有白术、苍术等。

目前，因米泔水不易收集，大量生产时也有用大米粉 2 kg加水 100 kg，充分搅拌代替米泔水用。

（九）胆汁

牛、猪、羊的新鲜胆汁，为绿褐色、微透明的液体，略有黏性，有特异腥臭气。

胆汁味苦，性大寒，能清肝明目、利胆通肠、解毒消肿、润燥。与药物共制后，能降低药物的毒性、燥性，增强疗效。主要用于制备胆南星。

（十）麻油

麻油为胡麻科植物脂麻的干燥成熟种子经冷压或热压所得的

油脂。

麻油味甘，性微寒，能清热、润燥、生肌。因沸点较高，常用作炮制坚硬或有毒药物，使之酥脆或降低毒性。常以麻油制的药物有马钱子、地龙等。

其他的液体辅料还有吴茱萸汁、萝卜汁、羊脂、鳖血、石灰汁等，常根据临床需要而选用。

二、固体辅料

（一）稻米

稻米为禾本科植物稻的种仁。稻米味甘，性平，能补中益气、健脾和胃、除烦止渴、止泻痢。与药物共制，可增强药物功能，降低刺激性和毒性。中药炮制多选用大米或糯米。常用米制的药物有斑蝥、红娘子、泡参、党参等。

（二）麦麸

麦麸为小麦的种皮，呈褐黄色。麦麸味甘，性淡，能和中益脾。与药物共制能缓和药物的燥性，增强疗效，除去药物不良气味，使药物色泽均匀一致。麦麸还能吸附油脂，亦可作为煨制的辅料。常以麦麸制的药物有枳壳、枳实、僵蚕、苍术、白术等。

（三）白矾

白矾为硫酸盐类矿物明矾石经加工提炼制成。呈不规则的晶体，无色或淡黄白色，透明或半透明，有玻璃样光泽，质硬而脆，气微，味微甜而涩。易溶于水或甘油，不溶于乙醇。水溶液显铝盐、钾盐与硫酸盐的各种反应，主要成分为含水硫酸铝钾。

白矾味酸、涩，性寒，能消痰、燥湿、止泻、止血、解毒、杀虫、防腐。与药物共制后可防止药物腐烂，降低毒性，增强疗效。如白矾制郁金可增强化痰、清心解郁的作用，常用于治疗精神病患者。半夏加入姜、矾制后，能降低毒性，并能增强半夏化痰之功。天南星经矾制后能降低毒性。半夏、天南星都含有大量的淀粉，水泡易霉烂变质，若加入白矾不仅可去浊防腐，还可使成品光亮。

常用白矾制的药物有半夏、天南星、白附子、郁金等。

（四）豆腐

豆腐为大豆种子粉碎后经特殊加工制成的乳白色固体。豆腐味甘，性凉，能益气和中、生津润燥、清热解毒。豆腐具有较强的沉淀与吸附作用，与药物共制后可降低药物毒性，去除污物。常与豆腐共制的药物有藤黄、珍珠（花珠）、硫黄等。

（五）土

中药炮制常用的是灶心土、黄土、赤石脂等。灶心土呈焦土状，黑褐色，有烟熏气味。

灶心土味辛，性温，能温中和胃、止血、止呕、涩肠止泻。与药物共制后可降低药物的刺激性，增强药物疗效。常以土制的药物有白术、当归、山药等。

（六）蛤粉

蛤粉为帘蛤科动物文蛤、青蛤等的贝壳，经煅制粉碎后的灰白色粉末。主含氧化钙等成分。

蛤粉味咸，性寒，能清热、利湿、化痰、软坚。与药物共制可除去药物的腥味，增强疗效。主要用于烫制阿胶。

（七）滑石粉

滑石粉为硅酸盐类矿物滑石经精选、净化、粉碎、干燥而制得的细粉。呈白色或类白色，微细，无砂性，手摸有滑腻感，气微，味淡。主要成分为含水硅酸镁。

滑石粉味甘、淡，性寒，具有利尿通淋、清热解暑、祛湿敛疮作用。炮制用滑石粉作中间传热体拌炒药物，使药物受热均匀，形体鼓起，质变酥松，还能降低毒性，矫臭、矫味。

常用滑石粉烫炒的药物有刺猬皮、鱼鳔胶、水蛭等。

（八）河砂

筛取中等粗细的河砂，淘净泥土，除尽杂质，晒干备用。中药炮制用河砂作中间传热体拌炒药物，主要利用其温度高、传热快、受热均匀的特点，使坚硬的药物经砂炒后质地变松脆，以便粉碎和利于煎出有效成分；另外砂烫炒还可破坏药物毒性，易于除去非药用部分。常以砂炒的药物有马钱子、骨碎补、狗脊、龟甲、鳖甲等。

（九）朱砂

朱砂为硫化物类矿物辰砂，主含硫化汞。炮制用朱砂粉，是朱砂经水飞而成的朱红色极细粉末。其含硫化汞不得少于98%。

朱砂味甘，性微寒，有毒，具有清心镇惊、安神、解毒作用。药物经朱砂制后，能起协同作用，增强疗效。

常用朱砂拌制的药物有麦冬、茯苓、茯神、远志、灯心草等。

第五章　炮制品的质量要求

中药炮制品质量直接影响临床效果的发挥，其主要从饮片的形、色、气、味等外观指标和内含成分的定量测定方面来控制，使中药炮制品达到质量要求。

一、净度

净度系指炮制品的纯净度，亦即炮制品中所含杂质及非药用部位的限度。炮制品应有一定的净度标准，以保证调配剂量的准确，饮片的"质"与"量"是影响临床疗效的主要因素。饮片中所含的杂质，必须符合《中药饮片质量标准通则（试行）》的有关规定。

二、片型及破碎度

（一）片型

片型是饮片的外观形状，根据需要可切成薄片、厚片、丝、块、段，或为了美观切成瓜子片、柳叶片、马蹄片等。无论哪种片型都要符合《中国药典》及《全国中药炮制规范》的规定。

（二）破碎度

一些药物不宜切制饮片，或有临床上的特殊需要，或为了更好地保留有效成分，经净制处理后，用手工或机器直接破碎成不同规格的颗粒，这种颗粒的大小就是破碎度。它不同于粉碎，因为粉碎必须用筛子，多数是越细越好。而颗粒饮片可以用粉碎机不加筛子或用粗筛子，也可以用特制的破碎机来制备。

三、色泽

颜色和光泽是衡量炮制品质量的重要因素。任何饮片都具有固有色泽，加工炮制或贮藏保管不当都会引起饮片色泽变化，非正常的色泽变化则影响炮制品质量。

对炮制品的色泽要求，《中药饮片质量标准通则（试行）》

中规定，各炮制品的色泽除应符合该品种的标准外，还要求各炮制品的色泽要均匀，炒黄品、麸炒品、土炒品、蜜制品、醋制品、盐制品、酒制品、油制品、姜汁制品、米泔水制品、烫制品等含生片、糊片不得超过2%；炒焦品含生片、糊片不得超过3%；炒炭品含生片和完全炭化者不得超过5%；蒸制品应色泽黑润，内无生心，未蒸透者不得超过3%；煮制品含未煮透者不得超过2%，有毒药材应煮透；煨制品含未煨透者及糊片不得超过5%；煅制品含未煅透者及灰化者不得超过3%。

四、气味

中药及其炮制品均有其固有的气和味，与饮片内在质量有着密切的关系，因此药物的气和味与临床疗效有密切关系，往往也是鉴别品质的重要依据。炮制品虽经切制或炮炙，但应具有原有的气和味，而不应带异味，或气味散失变淡；另一方面由于炮制过程中加热和加辅料的作用，外源性因素能导致药物气和味的改变。炮制品若是用酒、醋、盐、姜、蜜等辅料炮制，除具原有的气和味，还应带有所用辅料的气和味。如醋制品，应带有醋香气味；酒制品，应带有酒香气；盐制品，应带有咸味；麸炒品，应带有麦麸皮的焦香气等。

五、水分

水分是控制炮制品质量的一项基本指标。药物制成饮片，有的需经水处理，有的要加入一定量的液体辅料，如操作不当，可使药材"伤水"，或部分药物吸水过多，如未能充分干燥，则炮制品极易霉烂变质。炮制品中含水量超标，不仅在贮存保管过程中易生虫、霉变，而且使有效成分分解、酶解变质，影响应有的治疗效果。因此，控制炮制品的水分含量，对保证炮制品质量具有重要意义。一般炮制品的水分含量宜控制在7%～15%。对于各类炮制品含水量的要求，应符合《中药饮片质量标准通则（试行)》规定。

六、灰分

将干净而又无任何杂质的饮片高热灰化，所得之灰分称"生理灰分"。而同一品种之生理灰分往往在一定的范围。所以测定饮片之灰分的意义，在于通过对不挥发性无机盐的测试来鉴定和评价饮片的质量和净度。同一饮片，其灰分量应该相近，灰分超过正常值，说明其无机盐杂质的含量多，其原因可能是掺杂或有外源性杂质，说明饮片净度不符合要求。灰分低于正常值，应考虑饮片的质量问题，是否有伪品或劣质品。因此，总灰分、酸不溶性灰分的测定，为饮片的质量评价提供了有力的佐证。

常见的无机物质为泥土、砂石等。值得注意的是，炮制方法中有砂炒（烫）、蛤粉炒、土炒、滑石粉炒等，难免在成品中黏附有少量的无机物质，会造成灰分含量高于生品的结果，因此可以通过反复测试和比较，客观地制定各类饮片的灰分限量，这对炮制工艺和饮片质量都有一定意义。

七、浸出物

浸出物是炮制品加入一定的溶媒进行浸提所得的干膏重量。测定浸出物的含量，以此衡量炮制品的质量。对于那些有效成分尚不完全清楚或尚无准确定量方法的炮制品，具有重要意义。溶媒通常选用水和乙醇，即水溶性浸出物与醇溶性浸出物。

八、有效成分

炮制品中有效成分的含量，是评价炮制品质量的最可靠、最准确的方法。对于有效成分明确的中药炮制品，一定要对有效成分的含量有所规定，并制定相应的检测方法。有效成分的含量测定项目必然成为炮制品质量评价中不可缺少的内容，因为这关系到饮片在临床应用的疗效。同时，也是控制药物在炮制过程中有效成分的流失，检查炮制方法与工艺是否合理、科学的证据，可为工艺的改进提供科学的实验依据及指标。

九、有毒成分

中药的毒性反应是由于药物中所含的毒性成分引起的。中药炮制最理想的效果是"减毒""增效"，通过炮制使毒性成分含量减少、结构改变或辅料解毒，使药物安全有效。因此，对于有毒的药物，建立有毒成分限量指标是必不可少的。有毒成分的限量指标一般包括：毒性反应成分、重金属的含量、砷盐含量、农药残留量等，因为这类成分直接威胁着人体健康。

十、卫生学检查

中药炮制品在炮制、贮存、运输等过程中被微生物污染，是一个较普通而严重的问题。因此，在中药加工炮制过程中除必须注意车间环境、设备和人员卫生外，还应对饮片进行细菌数、霉菌数、酵母菌数、控制菌数、螨及活螨等检查，并客观地做出限量指标。

十一、包装的检查

包装是影响中药炮制品质量的又一重要因素。药物经包装后可避免或减少温度、湿度、空气等自然因素对饮片的影响，阻止外界微生物、昆虫等的侵害，且有利于贮藏、保管和运输。因此，在饮片流通过程中，检查其包装是保证药物质量的重要措施。目前发展较迅速的有无菌包装、真空包装等。

第六章　中药炮制品的贮藏保管

第一节　贮藏中的变异现象

一、虫蛀

虫蛀是指中药及其炮制品有被蛀蚀的现象，是中药贮藏过程中危害最严重的变异现象。由于害虫在生活过程中能分泌出水分和热量，促使药物发热、发霉、变色、变味，致使药物有效成分损失或改变，严重影响炮制品的质量。

二、发霉

发霉是指药物受潮后在适宜温度条件下其表面或内部寄生和繁殖了霉菌。开始时先见到许多白色毛状、线状、网状物或斑点，继而萌发成黄色或绿色的菌丝，这些菌逐渐分泌一种酵素，溶蚀药材组织，使很多有机物分解，不仅可使药材腐烂变质，而且有效成分也遭到很大的破坏，以致不堪药用。故药物发霉后，即使经过整理，把霉去掉，也会使药材色泽变黯，气味变淡薄，并带有霉的气味。俗话云"霉药不治病"，足以说明发霉对药物危害的严重性。

造成发霉的因素：①饮片未能充分干燥，含水量一般超过15%；②贮存环境闷热，使饮片内部水分蒸发到表面，则易发霉；③饮片受外界潮湿空气的影响，尤其是梅雨季节；④适宜的温度、湿度，若室内温度在 20～35 ℃，相对湿度在 75% 以上，是霉菌最易生长、繁殖，也就是药物最易发酵、霉变的主要因素。

三、泛油

泛油又称"走油"，是指药物中所含挥发油、油脂、糖类等，因受热或受潮而在其表面出现油状物质和返软、发黏、颜色变浑、发出油败气味等现象。药物泛油是一种酸败变质现象，影响疗效，甚至可产生不良反应。

四、变色

变色是指药物的固有色泽发生了变化。各种药物都有固有的色泽，也是检查中药饮片主要的质量指标之一。由于保管不善，常使某些药物的颜色由浅变深，色泽的变化不仅改变药物的外观，而且也影响药物内在的质量。

五、变味

中药的味与药物的性质和有效成分密切相关，气味变浓、变淡薄、散失或变为其他味，其有效成分也随着气味的改变而受到不同程度的减少。因此，气味改变也是药物质量受到严重影响的标志。

六、风化

风化是指某些含结晶水的矿物类药物，因与干燥空气接触，日久逐渐脱水而成为粉末状态。风化了的药物是由于失去了结晶水，改变了成分结构而发生的，其质量和药性也随之改变，如芒硝、硼砂等。

七、潮解溶化

潮解溶化是指固体药物吸收潮湿空气中的水分，使其外部慢慢溶化成液体状态，如咸秋石、硇砂、青盐、芒硝等。这些药物一旦潮解溶化后更难贮存。

八、粘连

粘连是指某些熔点比较低的固体树脂类药物及一些胶类药物，受潮后粘连成块。如乳香、没药、阿魏、芦荟、儿茶、阿胶、鹿角胶、龟板胶等。

造成粘连的因素：主要是贮存室温度过高或受潮。

九、挥发

某些含挥发油的药物，因受温度和空气的影响及贮存日久，使挥发油挥散，失去油润，产生干枯或破裂现象，如肉桂、沉香、厚朴等。

造成挥发的因素：主要是室温过高及贮存日久。

十、腐烂

腐烂是指某些鲜活药物，因受温度和空气中微生物的影响，引起发热，有利于微生物繁殖和活动而导致腐烂，如鲜生地、鲜生姜、鲜芦根、鲜石斛、鲜茅根、鲜菖蒲等。药物一经腐烂，即不能再入药。

造成腐烂的因素：主要是温度、潮湿气候及微生物的侵蚀。

第二节　影响炮制品变异的自然因素

引起炮制品在贮存过程中发生虫蛀、发霉、泛油、变色、变味等变异现象的因素很多，主要是环境因素（如空气、温度、湿度、日光等）、生物因素（如霉菌、害虫等）及人为因素的直接或间接影响，使炮制品产生复杂的物理、化学、生理和生化的变化。

一、空气

空气中的氧和臭氧对炮制品的质变起着重要作用。臭氧在空气中的含量虽然甚微，但作为强氧化剂，能加速药物中的有机物质，特别是脂肪油的变质。氧气不仅是害虫及微生物赖以生存的必需物质，在自然条件下使某些药物中的挥发油、脂肪油、糖类等成分氧化、酸败、分解，使药物出现"泛油"现象，使花类或气味芳香的药物变色、气味散失，还能氧化矿物药，如使灵磁石变为呆磁石。

二、温度

一般来说，药物中所含的成分在常温（15~20℃）条件下是比较稳定的，但随着温度的升高，其物理、化学和生化反应速度加快，使药物水分蒸发，重量减轻，外表失润、干裂，挥发油挥散，树脂类、胶类药物发软、粘连，微生物生长、繁殖速度加快，使药物出现霉变、虫蛀、泛油等变异现象。但是温度过低，又会对某些新鲜药物（如鲜石斛等）或某些含水量较多的药物产生有害影响。因此，为保证中药炮制品的质量，依据其所含成分及对外界环境条件的要求，将各类炮制品放置在冷库（2~10℃）、阴凉库（<20℃）或常温库（10~30℃）中进行相应管理。

三、湿度

空气的湿度是随晴雨、冷暖而改变的，湿度是影响药物质量的一个极重要因素。它不仅可以引起药物的物理变化和化学变化，而且能导致微生物的繁殖及害虫的生长。所以要使炮制品在贮存保管中保持质量不变，必须按其不同性质，调节适当的温、湿度分仓保存。

四、日光

日光是一种可见的辐射波，日光的照射必然会引起温度的升高，所以日光是使药物变色、气味散失、挥发、风化、泛油的因素之一。在日光的直接或间接照射下，不仅使药物变色，而且使挥发油散失，降低质量。

五、霉菌

霉菌的生长繁殖同所有的生命一样，受着环境的影响，一般室温在 20 ~ 35 ℃，相对湿度在 75% 以上，霉菌极易萌发为菌丝，发育滋长，溶蚀药物组织，使之发霉、腐烂变质而失效。

六、害虫

药物害虫的发育和蔓延，是根据环境内部的温度、空气的相对湿度以及药材的成分和含水量而定。所以炮制品入库贮存，一定要充分干燥，密闭保管或密封保管。

第三节　贮藏保管方法

一、清洁养护法

清洁卫生是一切防治工作的基础，也是贯彻"以防为主、防治并举"保药方针的重要措施之一。它符合安全、经济、有效、不污染的防治原则，是一项积极主动的防治措施，也是配合其他防治方法不可少的一个重要组成部分。经验证明，重视仓库的清洁卫生工作，杜绝害虫感染途径，恶化害虫的生活条件，是防止害虫侵入最基本和最有效的方法。其内容主要包括对中药及其饮片、仓库及其周围环境保持清洁和库房的消毒工作。

清洁卫生养护，既可起到防治害虫的作用，又可保证饮片卫生，抑制霉腐微生物的发育滋生和发展，并对保证饮片质量及药物安全贮藏起着十分重要的作用。

二、防湿养护法

防湿养护法是通过保管技术来改变库房的小气候，或利用自然吸湿物，如生石灰等在密封不严情况下吸湿养护，可起到抑制霉菌和害虫发生作用的贮存方法。

三、密封贮藏（包括密闭贮藏）法

密封贮藏（包括密闭贮藏）法是隔绝空气、湿度、光线、细菌、害虫的一种贮存方法。可添加木炭、生石灰等吸湿剂贮存，也可采用复合薄膜材料真空密封贮存。

四、对抗同贮法

对抗同贮法是采用两种以上药物同贮或采用一些有特殊气味的物品同贮而起到抑制虫蛀、霉变的贮存方法。如蕲蛇或白花蛇与花椒或大蒜瓣同贮；蛤蚧与花椒、吴茱萸或荜澄茄同贮；全蝎与花椒或细辛同贮；海马与花椒或细辛同贮；丹皮与泽泻、山药同贮；人参与细辛同贮等。

五、低温冷藏法

低温冷藏是利用机械制冷设备产生冷气，使药物贮存在低温状态下，以抑制害虫、霉菌的发生，达到安全养护的目的。低温冷藏是防治害虫的一种理想方法，其不仅能防蛀、防霉，同时又不影响药物的质量。其优点是：药物低温冷藏，不易产生变色、走油、走味、干裂、虫蛀、霉变等现象。特别适用于一些贵重中药及受热易变质的饮片。方法是将中药及其饮片贮藏在 0 ~ 10 ℃的冷库或冰箱中，一般均能抑制害虫的发育繁殖，但不能完全杀死害虫。中药及其饮片在进入冷库或冰箱内贮藏时，必须注意药物的含水量应控制在安全指标以内，并注意包装，使之密闭，以免吸潮增加水分。

六、化学熏蒸法

化学熏蒸法是采用具有挥发性的化学杀虫剂杀虫的一种养护方法，如二氯化硫、氯化苦、磷化铝等。

七、气幕防潮技术

气幕又称气帘或气闸，该装置装在库房门上，能够配合自动门的开启，防止库内冷空气排出库外和库外潮热空气侵入库内，从而达到防潮、保持库内温度相对稳定的目的。有关实验结果表明，采用该法，即使在梅雨季节，库内相对湿度和温度也相当稳定。

八、机械吸潮技术

机械吸潮技术利用空气除湿机吸收空气中的水分，降低库房内的相对湿度，保持环境干燥而达到防蛀、防霉、防泛油、防变色的效果。该法费用较低，不污染药物，是一种较好的除湿方法。现空气除湿机已普遍应用，是库存药品养护的必备设备。

九、埃—京氏杀虫技术

埃—京氏杀虫技术为一种杀灭中药材害虫的新方法，是应用

CO_2 加压一定时间，接着迅速降压，使动物器官对加压后迅速降压罕能耐受的特性，有效地把害虫杀死。实验结果表明，害虫的死亡率与压力、作用时间成正比。不同种的害虫其耐受性也不同，一般应用 40 ~ 50 bar* 的压力，作用 10 ~ 20 分钟，接着迅速降压，就可有效地把害虫杀死。

十、^{60}Co - γ 射线辐射技术

^{60}Co - γ 射线为一种高能射线，具有很强的穿透力和杀菌能力，可用于密封包装而无机械损害。该技术具有灭菌时间短、不增温等特点，适用于中药材、饮片及中成药的灭菌，是目前较理想的灭菌方法。但因建设投资大、设备复杂、防护措施严、费用高、维护难等原因而难以推广。

---

* 1 bar = 100 kPa。

第七章　中药的应用

第一节　中药配伍

　　配伍，就是根据病情的不同需要和药物的不同特点，按照一定的原则将两种以上的药物配合在一起应用。配伍的目的在于协调药物的偏性，适应复杂的病情，使用药更加安全、有效。

一、药性"七情"配伍

（一）相须

　　性能作用相似的两药合用，使共同的作用增强，称为相须。例如，金银花配伍连翘，其结果使两药共同的功效——清热解毒、疏散风热的效果增强。相须的两味药物，也可能分属于不同章节，但有相似功效。

（二）相使

　　相使就是以一种药物为主，另一种药物为辅，两药合用，辅药可以提高主药的功效。如黄芪配茯苓治脾虚水肿，黄芪为健脾益气、利尿消肿的主药，茯苓淡渗利湿，可增强黄芪益气利尿的作用；大黄配芒硝治热结便秘，大黄为清热泻火、泻热通肠的主药，芒硝长于润燥通便，可以增强大黄峻下热结、排除燥屎的作用；枸杞子配菊花治目暗昏花，枸杞子为补肾益精、养肝明目的主药，菊花清肝泻火，兼能益阴明目，可以增强枸杞的补虚明目的作用。这是功效相近药物相使配伍的例证。

（三）相畏

　　相畏就是一种药物的毒性或不良反应能被另一种药物所抑制。如半夏畏生姜，即生姜可以抑制半夏的不良反应，生半夏可"戟人咽喉"，令人咽痛音哑，用生姜炮制后成姜半夏，其不良反应大为缓解；甘遂畏大枣，大枣可抑制甘遂峻下逐水、损伤正气的不良反应；熟地黄畏砂仁，砂仁可以减轻熟地黄滋腻碍胃、影响消化的不良反应；常山畏陈皮，陈皮可以缓和常山截疟而引起恶心呕吐的胃肠反应。这都是相畏配伍的范例。

（四）相杀

相杀就是一种药物能够消除另一种药物的毒性或不良反应。如羊血杀钩吻毒，金钱草杀雷公藤毒，麝香杀杏仁毒，绿豆杀巴豆毒，生白蜜杀乌头毒，防风杀砒霜毒等。可见相畏和相杀没有质的区别，是从自身的毒性或不良反应受到对方的抑制和自身能消除对方毒性或不良反应的不同角度提出来的配伍方法，也就是同一配伍关系的两种不同提法。

（五）相恶

相恶是指一种药物与另一种药物合用，能使原有的疗效降低。

根据临床应用来看：

1. 药性相反的药物，同时作用于某一部位，可能相恶，如清肺热的黄芩配伍温肺寒的干姜，互相削弱对方的作用。

2. 作用趋向相反的药物可能相恶，如涌吐药与止吐药，泻下药与涩肠止泻药等。

3. 扶正药与祛邪药配伍可能相恶，如补虚的沙参恶祛邪的防己。但是，临床上也有将相恶的药物配伍同用者，如半夏泻心汤中黄芩配伍干姜等。

（六）相反

相反是指两种药物同用能产生剧烈的毒性或不良反应。如甘草反甘遂，贝母反乌头等。

详见用药禁忌"十八反""十九畏"中若干药物。

（七）单行

一般解释为单用一味药来治疗某种病情单一的疾病。如独参汤，即单用一味人参，治疗大失血所引起元气虚脱的危重病证。所谓单行，笔者认为应是在方剂中单独行使某种治疗作用的药物为单行，非单独应用某种药物来治疗某种疾病。

二、传统配伍的目的

（一）加强治疗效果

病情较重时，单用一味药物恐药力不济，配伍相须、相使之药，可加强药物功效，提高治疗效果。

（二）扩大治疗范围以适应复杂的病情

临床实际中患者病情多非单一证候，要针对复杂病情取得较好疗效，常常需要两味甚至多味药物配合使用。

（三）治疗法则所需

中医理论认为，气是推动血液、津液运行的动力，凡血瘀、水停、痰凝，其治疗法则在活血、利水、化痰同时，当行气甚至补气以助其运行，故需配伍相应药物。又如，因为气血互生，阴阳互化，所以在补血时需要补气以生血，在补阳时需要补阴而生阳，当此之时，均离不开相应药物的配合使用。

（四）减少药物毒烈之性

在使用有毒药物，或者药性峻猛的药物时，为了缓和其毒烈之性，使其临床使用安全，需要配伍相畏、相杀的药物，或者甘缓之药。

（五）调和药物性能，调和药味

为了使全方药物功能协调，并且改善药物味道便于服用，通常配伍甘味药物，以调和药物性能和味道。

三、配伍用药原则

（一）产生协同作用

相须、相使属于此类，药物配伍后可产生相互协同的作用，增强原有疗效，临床用药时应充分利用。

（二）减轻不良反应

相畏、相杀属于此类，药物配伍后能减轻或消除原有的不良反应，临床应用毒性药或烈性药时必须考虑选用。相畏、相杀常用于中药炮制时的解毒。

（三）产生拮抗作用

相恶属于此类，药物配伍后可产生相互拮抗的作用，降低或消除原有功效，临床用药时应加以注意。

（四）产生毒性反应

相反属于此类，药物配伍后可产生或增强毒性反应，属于配伍禁忌，临床用药时应禁止使用。

第二节　用药禁忌

一、配伍禁忌

配伍禁忌，是指药物配伍后可降低或消除原有功效，甚至产生或增强毒性和不良反应的一类配伍关系。

（一）十八反

甘草反甘遂、大戟、芫花、海藻；乌头反半夏、贝母、瓜蒌、白及、白蔹；藜芦反人参、丹参、玄参、沙参、细辛、芍药。

（二）十九畏

这时的"畏"与"七情"中相畏的含义不同，应与相恶之义相同。

硫黄畏朴硝，水银畏砒霜，狼毒畏密陀僧，巴豆畏牵牛，丁香畏郁金，牙硝畏三棱，川乌、草乌畏犀角，人参畏五灵脂，官桂畏赤石脂。

关于十八反、十九畏作为配伍禁忌，历代医药学家虽然遵信者居多，但也有不少的争议。在古今方剂中应用"相恶""相反"之药也颇不少见。如甘遂半夏汤中甘草与甘遂同用，感应丸中巴豆与牵牛同用，散肿溃坚汤、海藻玉壶汤中甘草与海藻同用，十香返魂丹中丁香与郁金同用，大活络丹中乌头与犀角同用。但是，在作用机制没有弄清楚之前，凡属十八反、十九畏的药对一般不得使用。

二、妊娠用药禁忌

妊娠禁忌药是指妇女妊娠期除中断妊娠、引产外，禁忌使用或必须慎重使用的药物。

禁用药：如水银、砒霜、雄黄、轻粉、斑蝥、马钱子、蟾酥、川乌、草乌、藜芦、胆矾、瓜蒂、巴豆、甘遂、大戟、芫花、牵牛子、商陆、麝香、干漆、水蛭、虻虫、三棱、莪术等。

慎用药：如牛膝、川芎、红花、桃仁、姜黄、牡丹皮、枳实、大黄、番泻叶、芦荟、芒硝、附子、肉桂等。

总之，对于妊娠禁忌的，如无特殊必要，应尽量避免使用，以免发生事故。如孕妇患病非用不可，则应注意辨证准确，掌握好剂量与疗程，并通过恰当的炮制和配伍，尽量减轻药物对妊娠的危害，做到用药安全而有效。

三、服药时的饮食禁忌

饮食禁忌简称食忌，俗称忌口。在古代文献中有常山忌葱，地黄、何首乌忌葱、蒜、萝卜，薄荷忌鳖肉，茯苓忌醋，鳖甲忌苋菜以及蜜反生葱等记载。这说明服用某些药物时，不可同吃某些食物。另外，由于疾病的关系，在服药期间，凡属生冷、黏腻、腥臭等不易消化和有特殊刺激性的食物，都应根据需要予以避免。

第三节 用 量

用量，即药剂的用药量，又称剂量，一般是指单味中药的成人内服一日用量，也有指在方剂中药物之间的比例分量，即相对剂量。单味中药的成人每日内服常用剂量，一般干品 5～10 g，部分为 15～30 g。

一、根据药物性能确定剂量

凡有毒性、峻烈的药物，剂量宜小，应严格控制在安全限度内，并从小量开始，逐渐增加，病势减退即可减量或停服。一般药物，质地较轻，较易溶解的花、叶类，剂量宜小。质地较重，难于溶解的矿物、贝壳类，剂量宜重。

二、根据配伍、剂型确定剂量

一般来说，处方用药多时，其中单味药剂量宜小，相反，处方用药少时，其中单味药剂量宜大。使用单味药治病时，剂量较复方为重。同样的药物入汤剂，比入丸、散剂剂量宜大。作酒剂、浸膏剂剂量可稍大。

三、根据病情、体质、年龄确定剂量

一般重病、急性病剂量宜大；轻病、慢性病剂量宜小。体质壮实剂量宜大；年老体弱剂量宜小。不同年龄的患者，药物用量尚无严格的规律可循，大体是：小儿在 1 岁以下，用成人量的

1/4；1~5 岁，用成人量的 1/3；6~15 岁，用成人量的 1/2；16
岁以上，可用成人量。

单味中药的成人每日常用量，参照 2020 年版《中国药典》，
大致可归结为：①普通饮片 10~15 g。②质轻的饮片及在汤剂中
分冲的散粉药物 3~10 g。③质重的药材 15~30 g。④新鲜的植
物药材 30~60 g。⑤剧毒药物，应严格视具体的药物而取量，一
般在 0.002~0.9 g。

第四节　用　法

用法，是指中药的应用方法，是合理用药的重要内容。

一、给药途径

给药途径是影响药物疗效的因素之一。给药途径不同，会影
响药物的吸收速度、体内分布和作用强度。有的药物甚至必须以
某种特定途径给药，才能发挥其治疗作用。

中药的传统给药途径，除口服和皮肤给药外，还有吸入、舌
下给药、黏膜表面给药、直肠给药等多种途径。现代又增加了皮
下注射、肌内注射、穴位注射和静脉注射等。

临床用药时具体选择何种给药途径，除考虑不同的给药途径
的特点外，还应注意对剂型的选择。传统中药剂型中，有供口服
的汤剂、丸剂、散剂、酒剂、膏滋剂、露剂等；供皮肤用的软膏
剂、硬膏剂、散剂、丹剂、涂擦剂、熏剂、灸剂、熨剂等；供体
腔用的栓剂、药条、钉剂等。现代又发展了中药注射剂、胶囊
剂、冲剂、气雾剂、膜剂等新剂型，扩大了中药的应用形式。

二、煎煮方法

（一）煎药用具

以有盖的陶瓷砂锅、瓦罐为佳，价廉且不易与药物成分发生化学反应，而且导热均匀，保暖性能好。其次可用白色搪瓷器皿或不锈钢锅。忌用铁、铜、铝等金属器具，以免金属元素与药液中的中药成分发生不良化学反应而使疗效降低，甚至产生毒性反应。

（二）煎药用水

以洁净澄清、无异味、含矿物质及杂质少、无污染为原则。一般可作饮用的水都可用来煎煮中药，如自来水、井水或蒸馏水等。

（三）火候及时间

有先武后文、武火急煎、文火久煎三种。一般药物宜先武后文，即大火煎至煮沸后，改用小火保持微沸状态，以免药汁溢出或过快熬干。

武火急煎适用于解表药、清热药、泻下药及芳香药物，即用大火迅速煮沸，改用小火煎煮5～10分钟即可。

文火久煎适用于补益药和有效成分不易煎出的矿物类、贝壳类、甲壳类、骨角类、有毒药物，使有效成分充分溶出或减低毒性。

煎药时不宜频频打开锅盖，以尽量减少挥发性成分散失。熬焦煳的药物应倒掉不能再煎。

（四）煎药过程

适量加水（高出药面2～3 mL）→煎前温水浸泡（15～20分钟）→煎熬2～3次→趁热榨渣取汁（每次100～150 mL并混合）→每日一剂分2～3次服用。

（五）入药方法

1. 先煎

即先入煎 30 分钟左右，再纳入其他药同煎。多为有效成分不易煎出的甲壳类、矿石类药物，如龟甲、鳖甲、赭石、石决明、生龙骨、生牡蛎、磁石；必须久煎去毒的，如川乌、草乌、附子等；宜先煎取汁澄清，以药汁代水煎煮他药的，如灶心土、白茅根、夏枯草、竹茹等。

2. 后下

一般在药物煎好前 3～5 分钟时下，以防有效成分因煎煮时间过长而挥散或破坏，如薄荷、钩藤、砂仁、白豆蔻等；有的药物甚至也可直接用开水泡服，如大黄、番泻叶、胖大海等泻下药。

3. 包煎

花粉、细小种子及细粉类药物应用纱布包裹煎煮，因其漂浮在水面，不利煎煮，如蒲黄、海金沙等；药材较细，又含淀粉、黏液质较多，煎煮时容易粘锅、糊化、焦化的药，如车前子、葶苈子等；绒毛类药因其难于滤净，混入药液则刺激咽喉，如辛夷、旋覆花等，入煎时均宜包煎。

4. 另煎

又称另炖，主要是指某些贵重药材，入汤剂宜另煎取汁，再与其他煎液混合服用，主要是避免贵重药材的浪费，如人参、西洋参、羚羊角、鹿茸等。

5. 溶化

又称烊化，主要是指胶类药物与他药同煎，容易粘锅、熬焦或黏附于其他药物上，既造成胶质类药物的浪费，又影响其他药物有效成分的溶出。可单用水或黄酒将此类药加热溶化后，用煎好的药液冲服，也可将此类药放入其他药物煎好的药液中加热烊化后服用，如阿胶、龟甲胶等。

6. 泡服

主要是指某些有效成分易溶于水或久煎容易破坏药效的药物，可以用少量开水或复方中其他药物滚烫的煎出液趁热浸泡，加盖闷润，减少挥发，半小时后去渣即可服用，如藏红花、番泻叶等，也可单独泡饮，如胖大海。

7. 冲服

这些药物不需入煎，直接冲服，如散剂药三七、全蝎粉等；贵重药如麝香、牛黄等；不耐高热药，如雷丸；不溶于水的药，如鹤草芽；液体药如竹沥汁、姜汁等；入水即化的药，如芒硝等。

三、服药法

服药方法，应视制剂的用药途径而定。

（一）内服药剂

1. 服药方法

汤剂一般都宜温服。发散风寒药最好热服。呕吐的患者，宜小量频服。用从治法时，有热药冷服或凉药热服的。丸、散等固体药剂，除特别规定以外，一般都用温开水送服。

2. 服药时间

1）空腹服：清晨空腹时，胃及十二指肠均无食物，此时服药避免与食物相混合，能迅速进入肠中，充分发挥药效，故峻下逐水药、攻积导滞药、驱虫药均宜空腹服。

2）饭前服：饭前胃腑空虚，有利于药物迅速进入小肠消化吸收，故多数药特别是补虚药和治疗胃肠疾病的药物都宜饭前服。

3）饭后服：饭后胃中存有较多食物，可减少药物对胃的刺激，故消食健胃药或对胃肠有刺激的药物宜饭后服。

4）睡前服：为了顺应人体生理节律而充分发挥药效，有些药宜睡前服。如安神药宜在睡前 30 分钟至 1 小时服，以便安眠；涩精止遗药宜在临睡时服，以便治疗梦遗滑精；缓下剂宜在睡前服，以便翌日清晨排便。

5）定时服：有些病定时而发，只有发病前某时服才能见效，如截疟药应在疟发前 2 小时服。

6）不拘时服：病情急险，则当不拘时服，以便力挽狂澜。

3. 服药次数

一般疾病多采用每日一剂，每剂分 2 服或 3 服。病情急重者，可每隔 4 小时左右服药一次，昼夜不停，使药力持续，顿挫病势；病情缓轻者，亦可间日服或煎汤代茶，以图缓治。

应用发汗药、泻下药时，如药力较强，一般以得汗、得下为度，不必尽剂，以免汗下太过，损伤正气。

呕吐患者宜小量频服，以免因量大再致吐。

（二）外用药剂

汤剂外用，可熏洗疮痈、痒疹和赤眼。散剂外用，可撒布湿疮痒疹、溃疡、外伤出血。软膏药常用以涂敷疮肿。硬膏药可用以贴治风湿疼痛、跌打伤痛及疮痈。酒剂外用，可搽治风湿疼痛、跌打损伤。以上各药的用药次数和换药时间，可根据不同剂型的性能和所治病证而决定，一般可每日 1～3 次，硬膏药则可数日换药 1 次。

此外，如针剂有特殊的用法，是将药物制成注射剂，供皮下、肌内或静脉注射。

第八章　各　论

第一节 解表药

麻 黄

【来源】

本品为麻黄科植物草麻黄、中麻黄或木贼麻黄的干燥草质茎。秋季采割绿色的草质茎，晒干。

【炮制方法】

1. 麻黄

取原药材，除去木质茎、残根及杂质，切段；或洗净后稍润，切段，干燥。

2. 蜜麻黄

取炼蜜，加适量开水稀释，淋入麻黄段中拌匀，闷润，置预热适度的炒制容器内，用文火加热，炒至不粘手时，取出晾凉。每 100 kg 麻黄段，用炼蜜 20 kg。

3. 麻黄绒

取麻黄段，碾绒，筛去粉末。

4. 蜜麻黄绒

取炼蜜，加适量开水稀释，淋入麻黄绒内拌匀，闷润，置预热适度的炒制容器内，用文火加热，炒至深黄色、不粘手时，取出晾凉。每 100 kg 麻黄绒，用炼蜜 25 kg。

【质量要求】

1. 麻黄

麻黄为圆柱形短节段，表面黄绿色，粗糙，有细纵棱线，质轻，有韧性。断面中心显红黄色，粉性，气微香，味苦涩；其饮片水分不得超过9.0%，总灰分不得超过9.0%。

2. 蜜麻黄

蜜麻黄表面深黄色，微有光泽，略具黏性，有蜜香气，味甜；其饮片水分不得超过9.0%，总灰分不得超过8.0%。

3. 麻黄绒

麻黄绒为松散的绒团状，黄绿色，体轻。

4. 蜜麻黄绒

蜜麻黄绒为黏结的绒团状，深黄色，略带黏性，味微甜。

【性味功能】

麻黄味辛、微苦，性温。归肺、膀胱经。具有发汗散寒、宣肺平喘、利水消肿的功能。

【临床应用】

1. 用于风寒表实证

麻黄发汗散寒力强，为发汗解表之要药。治表寒实证，见发热恶寒、无汗头痛、脉浮紧等，常与桂枝相须为用，因兼有平喘之功，故对风寒表实而有喘咳者尤为适宜，如麻黄汤；治阳虚外感证，有发热恶寒、头痛无汗、脉反沉者，常与附子、细辛同用，即麻黄附子细辛汤。

2. 用于喘咳实证

麻黄为治肺气壅遏咳喘之要药，无论寒、热、痰、饮，有无表证均可应用。尤适风寒外束、肺气壅遏之证，常与杏仁相使，如三拗汤；外感风寒，引动内饮之咳喘、痰多清稀，常与细辛、干姜、五味子等同用，如小青龙汤；热邪壅肺，高热喘急，常与石膏、杏仁配伍，如麻杏石甘汤。

3. 用于风水水肿

又为宣肺利尿之良药。治风水证，见水肿、小便不利、脉浮，每与甘草同用，即甘草麻黄汤；兼内热及脾虚者，可配生姜、白术等同用，如越婢加术汤。

4. 其他

麻黄能散寒通滞，可用于风寒湿痹、阴疽、痰核等证。

本品辛开苦泄，入肺与膀胱。既开腠理、透毛窍，为辛温发汗解表之峻品，乃"发汗解表第一药"；又宣通肺气、平喘止咳，尤适肺气壅遏之咳喘，无论寒热痰饮，有无表证均宜；还上开肺气发汗以散水湿，下输膀胱以利水消肿，用于风水水肿。

【用法用量】

煎服，2～10 g。

【贮藏养护】

置通风干燥处，防潮。

荆　芥

【来源】

本品为唇形科植物荆芥的干燥地上部分。主产于江苏、浙江、河南、河北、山东等地。多为栽培。夏、秋二季花开到顶、穗绿时采割，除去杂质，晒干，切段。生用或炒炭用。

【炮制方法】

1. 荆芥

取原药材，除去杂质，喷淋清水，润透，切段，干燥，筛去碎屑。

2. 荆芥穗

同"荆芥"。

3. 荆芥炭

取荆芥段，置炒制容器内，用中火加热，炒至表面黑褐色，内部焦褐色时，喷淋少量清水，灭尽火星，文火炒干，取出，放凉。

4. 荆芥穗炭

取荆芥穗段，置炒制容器内，用中火加热，炒至表面黑褐色，内部焦褐色时，喷淋少量清水，灭尽火星，取出，文火炒干，取出，放凉。

【性味功能】

荆芥味辛，性微温，归肺、肝经，具有解表散风的功效。既散外感风寒，又散外感风热，并能疏散血中之风热。

荆芥长于疏风解表、透疹消疮。

荆芥穗性味功效与荆芥相同，但发汗力较强，偏于散头部之风邪，研末外用，治疗急慢性荨麻疹和各种皮肤病有明显效果。如治疗风热感冒、头痛发热的银翘散（《温病条辨》）；治痧疹初起之竹叶柳蒡汤（《先醒斋医学广笔记》）。

荆芥炭，则辛散疏风解表作用减弱，苦涩收敛之性增强，入血分治各种出血证，用于衄血、吐血、崩漏等。

荆芥穗炭功用与荆芥炭相同，但治产后血晕较荆芥炭为佳。如治疗冲任不固、崩中漏下的槐花散（《普济本事方》）。

炒荆芥具有祛风理血的作用。可用于妇人产后血晕。如治产后出血过多，头目眩晕的华佗愈风散。

【临床应用】

1. 用于外感表证

荆芥微温不烈，性较平和，不论风寒、风热或寒热不明显者，皆可广泛使用。外感风寒，常与防风相须，如荆防败毒散；外感风热，常与金银花、连翘等同用，如银翘散。

2. 用于麻疹不透、风疹瘙痒

荆芥轻扬透散而宣散疹毒，祛风止痒。麻疹初起，疹出不畅，常与薄荷、蝉蜕等同用，如透疹汤；风疹瘙痒或湿疹痒痛，常配防风、苦参等同用，如银翘败毒散。

3. 用于疮疡初起兼表证

荆芥能祛风解表、透散邪气、宣通壅结而达消疮之功。偏风寒者，常配伍羌活、川芎等同用，如败毒散；偏风热者，常与金银花、连翘等同用，如银翘败毒散。

4. 用于多种出血证

炒炭止血。血热妄行之吐血、衄血，常配伍生地黄、白茅根等同用；便血、痔血，常与地榆、槐花等同用。

本品辛香透散、微温不燥、药性和缓，主入肺、肝二经。既善祛风解表，无论表寒、表热皆可应用；又能宣散疹毒、祛风止痒、消散疮疡，常用于麻疹透发不畅、风疹瘙痒及疮疡初起有表证者；还可炒炭止血，用于出血证。

【用法用量】

煎服，5～10 g。

【贮藏养护】

置阴凉干燥处。

生　姜

【来源】

本品首载于《名医别录》，为姜科多年生草本植物姜的新鲜根茎。各地均产。秋、冬二季采挖。切片，生用。本品气芳香，味辛辣。主要含挥发油，油中主要成分为姜醇、α-姜烯、β-水芹烯、柠檬醛、芳樟醇、甲基庚烯酮、壬醛、α-龙脑等；此外，尚含辣味成分姜辣素。

【炮制方法】

1. 生姜

取原药材清水洗净，晾干切片。

2. 煨姜

取净生姜用草纸包裹，清水浸湿，直接放入火中煨至纸炭化，以姜外皮色黑，中心色黄为度。

3. 生姜皮

取生姜洗净，切取外皮备用。

【性味功能】

1. 生姜

鲜品味辛，性温，以解表散寒、温胃止呕、行水消痞为主。

2. 煨姜

辛味缓和，较生姜性温，以温中止呕为主。

3. 生姜皮

以和脾行水为主。

【临床应用】

1. 用于外感风寒轻证

生姜解表力较缓和，多作为辅助药用。轻证，常配伍红糖，或葱白煎服；重证，多入辛温解表剂中用，如桂枝汤。

2. 用于各种呕吐

生姜有温胃散寒、和中降逆以止呕之功，为"呕家圣药"，尤适胃寒呕吐，常与半夏相须，如小半夏汤；热证呕吐，常与竹茹、黄连等同用。

3. 用于肺寒咳嗽

生姜能温肺散寒、化痰止咳。对肺寒咳嗽，不论有无外感风寒，或痰多痰少，皆可用之。如治疗风寒客肺，痰多咳嗽、恶寒头痛者，每与麻黄、杏仁同用，如三拗汤；外无表邪之痰湿咳嗽者，常与杏仁、半夏等配伍，如二陈汤。

4. 用于脾胃虚弱、鱼蟹中毒

生姜尚有健胃消食、解毒作用，用于脾胃虚弱、食欲缺乏之轻证；误食生半夏、生南星的喉舌发麻及食鱼蟹中毒吐泻者，可用生姜汁冲服或煎汤内服。

【用法用量】

煎服，3～10 g。

【贮藏养护】

置阴凉潮湿处，或埋入湿沙内，防冻、防霉，不可久贮。

桂 枝

【来源】

本品为樟科常绿乔木肉桂的干燥嫩枝。主产于广西、广东、云南、福建等地。春、夏采收。晒干或阴干，切片生用，亦可蜜炙用。

【炮制方法】

1. 桂枝

取原药材，除去杂质，粗细分开，洗净，稍浸，润透，切薄片，阴干或低温干燥。筛去碎屑。

2. 蜜桂枝

取炼蜜，加适量开水稀释，淋入净桂枝片内拌匀，闷润，置炒制容器内，用文火加热，炒至老黄色，不粘手时，取出晾凉。每 100 kg 桂枝片，用炼蜜 15 kg。

【性味功能】

桂枝味辛、甘，性温。归心、肺、膀胱经。发汗解肌、温通经脉、助阳化气。

【临床应用】

1. 用于风寒表证

桂枝发汗力较麻黄缓和，治风寒表证，无论表实无汗或表虚有汗皆可用之。风寒表虚有汗，多与白芍配伍，如桂枝汤；表实无汗，常与麻黄相须，如麻黄汤。

2. 用于寒凝血滞诸痛证

桂枝具温经通脉、散寒止痛之效。治胸阳不振、心脉瘀阻之胸痹，常与枳实、薤白同用，如枳实薤白桂枝汤；尤善疗上肢肩臂寒湿痹痛，每与附子同用，如桂枝附子汤；中焦虚寒、脘腹冷痛，常与白芍、饴糖等同用，如小建中汤；血寒瘀阻、经闭腹痛，多与当归、吴茱萸等同用，如温经汤。

3. 用于痰饮、蓄水证

本品甘温，助阳化气，以行水湿痰饮之邪。如脾阳不运、痰饮眩悸者，常与茯苓、白术同用，如苓桂术甘汤；若膀胱气化不行，水肿、小便不利者，每与猪苓、泽泻等同用，如五苓散。

4. 用于心悸

本品味辛、甘，性温，能温心阳、通血脉、止悸动。如心阳不振，不能宣通血脉，见心悸动、脉结代者，每与甘草、党参、麦冬同用，如炙甘草汤。此外，若阴寒内盛，引动下焦冲气，上凌心胸所致奔豚者，常重用本品，如桂枝加桂汤。

【用法用量】

煎服，3～10 g。

【注意事项】

本品辛温助热，易伤阴动血，凡外感热病、阴虚火旺、血热妄行等证，均当忌用，孕妇及月经过多者慎用。

【贮藏养护】

置阴凉干燥处。

防 风

【来源】

本品为伞形科植物防风的干燥根。春、秋二季采挖未抽花茎植株的根，除去须根及泥沙，晒干。

【炮制方法】

1. 防风

取原药材，除去杂质，洗净，润透，切厚片，干燥，筛去碎屑。

2. 炒防风

取净防风片，置炒制容器内，用中火加热，炒至表面深黄色、微有焦斑，取出，晾凉，筛去碎屑。

3. 防风炭

取净防风片，置炒制容器内，用武火加热，炒至表面黑色，内部呈黑褐色，喷少许清水，灭尽火星，取出，晾干。

【质量要求】

1. 防风

防风为圆形或长圆形的厚片，表面黄白色或浅黄色，木部圆形，有的可见小型髓部，形成层环色深，皮部棕色，有多数放射状裂隙及众多细小油点。质松软。气芳香特异，味微甘。

2. 炒防风

炒防风表面深黄色，微有焦斑。

3. 防风炭

防风炭表面黑色，内部棕褐色，气焦香，味带苦涩。

【性味功能】

防风味辛、甘，性温。归膀胱、肝、脾经。祛风解表、胜湿止痛、止痉。

【临床应用】

1. 用于外感表证

本品有祛风解表之效。对外感表证，不论寒热虚实，均可配伍应用。治外感风寒，常与荆芥同用，如荆防败毒散；治外感风热，可配薄荷、连翘、黄芩等，以增强清热解表之效；治风热壅盛、表里俱实、发热恶寒、二便不通者，配荆芥、大黄、连翘等以解表攻下，如防风通圣散；治风疹或皮疹瘙痒，可与荆芥、苦参、当归等同用，以增强祛风燥湿和血之效，如消风散。

2. 用于风寒湿痹证

本品既能祛风散寒，又能祛经络及筋骨风湿而止痛，故为治痹证常用药。治风寒湿痹、肢体关节疼痛者，常配伍羌活，如蠲痹汤；外感兼风湿侵袭肌表，头痛如裹、肢节重痛，与羌活、细辛、苍术等同用，以加强解表胜湿之功，如九味羌活汤；风湿上犯而致的偏正头痛，配白芷、川芎、蔓荆子合用，以增强祛风止痛之效。

3. 破伤风证

本品既能辛散外风，又能息内风以止痉。用治风毒内侵、贯于经络、引动内风而致肌肉痉挛、四肢抽搐、项背强急、角弓反张的破伤风证，常与天麻、天南星、白附子等祛风止痉药同用，如玉真散（《外科正宗》）。

4. 用于腹痛泄泻

以防风升清燥湿之性，亦可用于脾虚湿盛、清阳不升所致的泄泻，可与人参、黄芪、白术等药配伍，如升阳益胃汤（《脾胃论》）。若用于土虚木乘、肝郁侮脾、肝脾不和、腹泻而痛者，常与白术、白芍、陈皮同用，如痛泻要方（《景岳全书》引刘草窗方）。

【用法用量】

煎服，5～10 g。

【注意事项】

调查显示，我国各地使用的防风除正品防风外，品种比较混乱，都为伞形科植物，可分为水防风类、云防风类、川防风类、西北防风类等。

【贮藏养护】

置阴凉干燥处，防潮、防蛀。

桑　叶

【来源】

本品为桑科落叶小乔木桑树的干燥叶。全国大部分地区均产，以江南居多。初霜后采收，除去杂质，晒干，生用或蜜炙用。

【炮制方法】

1. 桑叶

取原药材，除去杂质，搓碎，去柄，筛去灰屑。

2. 蜜桑叶

取炼蜜，用适量开水稀释后，淋入净桑叶碎片内拌匀，闷润后置炒制容器内，用文火加热，炒至表面深黄色，微有光泽，不粘手为度，取出放凉。每 100 kg 桑叶，用炼蜜 25 kg。

【质量要求】

1. 桑叶

桑叶呈碎片状，表面黄绿色，略有光泽；背面淡黄绿色或黄白色，叶脉凸起，小脉交织成网状。质脆。气微，味淡、微苦涩。其水分不得超过 15%，药屑、杂质不得超过 2%。酸不溶性灰分不得超超过 4.5%，醇浸出物不得超过 5%，干品含芦丁不得少于 0.1%。

2. 蜜桑叶

蜜桑叶形如桑叶片，表面暗黄色，微有光泽，略带黏性，味甜。其生叶、糊叶不得超过 2%，水分不得超过 15%，药屑、杂质不得超过 0.5%。

【性味功能】

桑叶味苦、甘，性寒；入肺、肝经。具有疏风清热、清肝明目之效。

【临床应用】

1. 用于外感风热、温病初起，症见发热头痛、咽喉肿痛等

本品有发散风热作用，常与菊花、连翘、桔梗等疏散风热、清热解毒之品同用，如桑菊饮。

2. 用于肺热或燥热伤肺，症见咳嗽痰少、鼻咽干燥等

本品有润肺止咳作用，每以本品与杏仁、贝母、麦冬等止咳、化痰、养阴之品同用，如桑杏汤。

3. 用于肝阳眩晕、目赤昏花

本品有平抑肝阳、清肝明目作用。治肝阳上亢之头痛眩晕，常与菊花、石决明、白芍等同用。治肝经实热或风热所致目赤、涩痛、多泪等症，可与菊花、决明子、车前子等清肝明目药同用；若属肝阴不足之目暗昏花，可与黑芝麻配伍，作蜜丸服，如桑麻丸。

4. 用于血热妄行

本品甘寒，尚能凉血止血，还可用于治血热妄行之吐血、衄血之症，可单用，或与其他止血药同用。

【用法用量】

煎服，5～10 g。

【贮藏养护】

桑叶，贮干燥容器内，置通风干燥处，防霉。蜜桑叶，密闭，置于通风干燥处。

葛 根

【来源】

本品为豆科植物野葛或甘葛藤的干燥根。秋、冬二季采挖，野葛多趁鲜切成厚片或小块，干燥；甘葛藤习称"粉葛"，多除去外皮，用硫黄熏后，稍干，截段或再纵切两瓣，干燥。

唐代有绞取汁（《千金要方》）、蒸制（《食疗本草》）。宋代有醋炒制（《太平圣惠方》）、去心微炙（《圣济总录》）、切焙制（《洪氏集验方》）等。元代有炒制（《丹溪心法》）。明代增加了干煮法（《普济方》）、炒黑（《寿世保元》）、制玉露霜（《本草原始》）。清代有煨法（《食物本草会纂》）。

【炮制方法】

1. 葛根

取原药材，除去杂质，洗净，润透，切厚片，干燥。

2. 煨葛根

1）麦麸煨：取麦麸撒在热炒药锅中，继续加热，待锅中冒烟时加入葛根片，不断翻炒至药面呈焦黄色，取出，筛去焦麸，放凉。每 100 kg 葛根片，用麦麸 30 kg。

2）湿纸煨：取葛根片或块，用三层湿纸包好，埋入无烟热火灰中，煨至纸呈焦黑色，葛根呈微黄色时取出，去纸放凉，备用。每 100 kg 葛根，用麦麸 30 kg。

【质量要求】

1. 葛根

葛根为不规则的厚片或长为 8~12 mm 的立方块，表面类白色或淡棕色，粗糙，纤维性强，富粉性，可见纤维与粉质相间形成的纵纹。体重、质硬。无臭味，味略甜。

本品水分不得超过 14.0%，总灰分不得超过 7.0%。按干燥品计算，含葛根素（$C_{21}H_{20}O_9$）不得少于 2.4%。

2. 煨葛根

煨葛根表面焦黄色，气微香。

【性味功能】

本品味甘、辛，性凉，入脾、胃经，轻扬升散。具有发散表邪、解肌退热、透发麻疹的功能，既为治表证发热无汗、头痛、项强之主药，亦为治麻疹不透之常品。且善升发清阳，鼓舞脾胃清阳之气上升而生津止渴、止泻止痢。生用治热病口渴、阴虚消渴及热泻热痢，煨用治脾虚泄泻。

【临床应用】

1. 生用

1）风寒表证：常与桂枝、麻黄等同用，能增强解表散邪作用，可治风寒表证，无汗、恶风、项背强痛等症，如葛根汤（《伤寒论》）。

2）外感表证，寒轻热重：常与柴胡、黄芩、石膏等同用，能增强清热解肌作用，可治表证发热重、恶寒轻、口渴、鼻干、目眶痛者，如柴葛解肌汤（《医学心悟》）。

3）麻疹初起：常与升麻同用，能增强透疹作用，可治麻疹初起，发热、恶寒、疹出不畅者，如升麻葛根汤（《阎氏小儿方论》）。

4）热病口渴：常配伍麦冬、天花粉、地黄等，可增强生津止渴作用，可治热病口渴及消渴证之口渴多饮。

2. 制用（煨葛根）

1）湿热泻痢：常与黄芩、黄连同用，能增强清热止泻作用，可治身热痢疾，如葛根芩连汤（《伤寒论》）。

2）脾虚泄泻：常与人参、白术、木香等同用，具健脾益胃、升发清阳作用，可治脾胃虚弱、腹泻者，如七味白术散（《太平惠民和剂局方》）。

【用法用量】

煎服，10～15 g。

【注意事项】

除上述植物作葛根药用外，尚有多种同属植物在部分地区作葛根使用，但总黄酮含量较低，一般在1%以下，质量较差，如峨眉葛藤、三裂叶葛藤等，前者产于四川、贵州，后者产于浙江。

【贮藏养护】

置通风干燥处，防蛀。

紫 苏

【来源】

本品为唇形科一年生草本紫苏的干燥叶。全国各地均产。夏季枝叶茂盛时采收茎叶，阴干，切段。生用。

【炮制方法】

取紫苏叶除去杂质、老梗，或喷淋清水切碎，干燥，筛去灰屑。

【质量要求】

叶片多呈皱缩、卷曲或破碎，两面紫色或一面紫色、一面绿色，并疏生灰白色毛，边缘具圆锯齿，嫩枝紫绿色，断面中部有髓。质脆，气清香，味微辛。其饮片水分不得超过13%，药屑、杂质不得超过3%。

【性味功能】

紫苏味辛，性温。归肺、脾经。用于发汗解表、行气宽中、解鱼蟹毒。

【临床应用】

1. 用于外感风寒证

本品能开宣肺气、发散风寒。治外感风寒表证，症见恶寒发热、头痛鼻塞、无汗而兼见咳嗽、咳痰，配前胡、桔梗、杏仁等，以散寒宣肺、化痰止咳，如杏苏散；治表寒兼有气滞胸闷者，则与香附同用，如香苏散。

2. 用于脾胃气滞证

本品有行气宽中、和胃止呕、理气安胎之功。治脾胃气滞所致的胸闷不舒、恶心呕吐，与藿香、陈皮、半夏等理气化痰、和中止呕药同用，如藿香正气散；治胃热呕吐，配黄连以清胃止呕；治气滞痰结的梅核气，配半夏、厚朴等，以理气化痰散结，如半夏厚朴汤；治妊娠呕吐、胸腹满闷，常与陈皮、砂仁同用，以增强止呕安胎之效。

3. 用于鱼蟹中毒

本品能解鱼蟹毒。治进食鱼蟹中毒而引起的腹痛、呕吐，常与生姜、藿香、陈皮同用，以增强和中解毒之效。平时进食鱼蟹加紫苏，可预防中毒。

【用法用量】

煎服，5 ~ 10 g。治鱼蟹中毒，可单用30 ~ 60 g。不宜久煎。紫苏叶长于发汗解表，紫苏梗偏于理气安胎。

【注意事项】

入汤剂宜后下。

【贮藏养护】

贮干燥容器内，密闭，置通风干燥处。

柴　胡

【来源】

本品为伞形科植物柴胡或狭叶柴胡的干燥根。按性状不同，分别习称"北柴胡"及"南柴胡"。北柴胡主产于河北、河南、辽宁、陕西等省；南柴胡主产于湖北、四川、安徽、黑龙江、吉林等省。春、秋二季采挖，除去茎叶及泥沙，干燥。切段，生用或醋炙用。

【炮制方法】

1. 柴胡

取原药材，除去杂质及残茎，洗净，润透，切厚片，干燥。

2. 醋柴胡

取柴胡片，加入定量的米醋拌匀，闷润至醋被吸尽，置炒制容器内，用文火加热，炒干，取出晾凉。每100 kg柴胡，用米醋20 kg。

3. 鳖血柴胡

1）取柴胡片，加入定量洁净的新鲜鳖血及适量冷开水拌匀，闷润至鳖血液被吸尽，置炒制容器内，用文火加热，炒干，取出晾凉。

2）取柴胡片，加入定量洁净的新鲜鳖血和定量黄酒拌匀，闷润至鳖血和酒液被吸尽，用文火加热，炒干，取出晾凉。每100 kg柴胡片，用鳖血13 kg，黄酒25 kg。

【质量要求】

1. 柴胡

柴胡为不规则厚片，直径0.3~0.8 cm，外皮黑褐色或浅棕色，具纵向皱纹及支根痕，片面粗糙，淡黄白色，显纤维性，质坚硬。气微香，味微苦。

2. 醋柴胡

醋柴胡色泽较深，具醋气。

3. 鳖血柴胡

鳖血柴胡色泽较深，有血腥气。

【性味功能】

柴胡味苦、辛，性微寒。归肝、胆经。可用于解表退热，疏肝解郁，升举阳气。

【临床应用】

1. 生用

1）少阳证：常与黄芩、半夏等同用，能增强和解、退热作用，可用于邪在半表半里，症见寒热往来、胸胁苦闷、咽干、目眩者，如小柴胡汤（《伤寒论》）。

2）疟疾：常与草果、厚朴、黄芩等同用，具有截疟作用，如清脾饮（《妇人良方》）。

3）气虚下陷：常与黄芪、人参、升麻等补脾益气药同用，具升阳益气作用，可用于脱肛、子宫脱垂及短气、倦乏等症，如补中益气汤（《脾胃论》）。

2. 制用

1）肝郁症：醋柴胡，常与枳壳、香附、川芎等同用，能增强疏肝解郁作用，可用于肝气郁结、胁肋疼痛、胃脘胀满、寒热往来等症，如柴胡疏肝散（《景岳全书》）。配伍当归、白芍等，具疏肝解郁、健脾和营作用，可治肝郁血虚、月经不调、乳房作胀等症，如逍遥散（《全国中药成药处方集》）。

2）午后潮热：鳖血柴胡，常与青蒿、地骨皮、白芍、石膏、知母等同用，增强和表里、退虚热作用，可用于热病后期，邪在阴分，午后潮热等症。

3）热入血室：鳖血柴胡，配伍黄芩、红花、丹皮等，可治热入血室，经水适断，时有发作者，如加减小柴胡汤（《重订通俗伤寒论》）。

【用法用量】

煎服，3～10 g。

【注意事项】

柴胡属植物在我国有30多种，各地使用的品种也不尽相同，其中大叶柴胡的干燥根茎，表面密生环节，有毒，不可当柴胡使用。

【贮藏养护】

置通风干燥处，醋柴胡、鳖血柴胡密闭，置阴凉干燥处。

苍耳子

【来源】

本品为菊科植物苍耳的干燥成熟带总苞的果实。秋季果实成熟时采收，干燥，除去梗、叶等杂质。

【炮制方法】

1. 苍耳子

取原药材，除去杂质。用时捣碎。

2. 炒苍耳子

取净苍耳子，置炒制容器内，用中火加热，炒至表面黄褐色，刺焦时取出，晾凉，碾去刺，筛净。用时捣碎。

【质量要求】

1. 苍耳子

苍耳子呈纺锤形或卵圆形。表面黄棕色或黄绿色。全体有钩刺，顶端有 2 个较粗的刺，基部有果梗痕。质硬而韧。味微苦。

2. 炒苍耳子

炒苍耳子表面黄褐色，钩刺焦脆，具香气。碾后无刺。

【性味功能】

苍耳子味辛、苦，性温，有小毒；入肺经。具有通鼻窍、祛风湿、止痛之效。

【临床应用】

1. 用于风寒表证及鼻渊

本品有祛风解表、宣通鼻窍作用，为治鼻渊之要药。治外感风寒，症见恶寒无汗、头痛鼻塞者，与白芷、防风、羌活等辛温解表药同用；治风寒犯鼻而致鼻渊、流浊涕、不闻香臭者，常配辛夷、白芷等祛风解表、宣通鼻窍药，如苍耳子散；治肺有郁热所致鼻渊，浊涕腥臭者，与黄芩、石膏等清泻肺火药同用。

2. 用于痹证

本品有祛风除湿、通络止痛作用。治风寒湿痹，症见周身重痛、屈伸不利者，可单用，或与威灵仙、防风、川芎等同用；治风湿热痹，与秦艽、海风藤等同用。

3. 用于风疹瘙痒

本品有祛风杀虫止痒作用，用于风疹瘙痒、疥癣，配地肤子、白鲜皮等，煎汤外洗；治麻风病，需与大风子等同用。

【用法用量】

生品、炒品 3~10 g。煎服，或入丸散。

【注意事项】

血虚头痛不宜用。过量易致中毒，引起呕吐、腹痛、腹泻等症。

【贮藏养护】

贮于干燥容器内，密闭，置通风干燥处。

第二节　清热药

石　膏

【来源】

本品为硫酸盐类矿物硬石膏族石膏，主要含含水硫酸钙（$CaSO_4 \cdot 2H_2O$）。主产于湖北、甘肃、四川、安徽等地，以湖北应城产者最佳。全年可采。采挖后，除去泥沙及杂石，研细生用或煅用。

【炮制方法】

1. 生石膏

取原药材洗净，干燥，打碎，除去杂石，粉碎成粗粉。

2. 煅石膏

取净石膏块，置无烟炉火中或适宜耐火容器内，武火煅至酥松，碾细。

【性味功能】

1. 石膏

其具有清热泻火、除烦止渴的功能。生用石膏偏于清热泻火、除烦止渴，用于外感热病，症见高热烦渴、肺热喘咳、胃火亢盛、头痛、牙痛者。

2. 煅石膏

其经煅后失去结晶水，可缓和寒性，免伤脾胃，并增强了收敛生肌作用，以收湿生肌、敛疮止血为主，具有收湿、生肌、敛疮、止血的功能。用于溃疡不敛、湿疹瘙痒、水火烫伤、外伤出血。

【临床应用】

1. 生用

1）热病烦渴：常与知母、甘草等同用，能清热泻火、除烦止渴，可治温热病热入气分之高热烦躁、大渴多饮、汗多、脉洪大等，如白虎汤（《伤寒论》）；若气分热盛，而脉浮大、无力，属气津两伤，再配伍人参，如白虎加人参汤（《伤寒论》）；若热邪深入，气血两燔，见高热、发斑者，配伍生甘草、水牛角、玄参等，以清气凉血，如化斑汤（《温病条辨》）。

2）肺热喘咳：常配麻黄、杏仁、炙甘草等，能宣肺泄热平喘，可治热壅于肺之咳嗽气喘、痰黄而稠，或发热口渴、脉滑数、苔黄等，如麻杏石甘汤（《伤寒论》）。

3）胃火亢盛之头痛、牙痛：常与熟地黄、知母、麦冬、牛膝同用，能清胃滋阴，可治胃阴不足、胃火炽盛而致的牙痛、头痛、烦热口渴，如玉女煎（《景岳全书》）；配伍白芷、细辛，能清胃热、泻火止痛，可治胃火上炎所致的头痛、牙龈肿痛。

2. 制用（煅石膏）

1）疮疡溃后脓毒未尽：常与黄灵药共研细末，掺入疮面或用药捻插入脓腔，能清热去腐、提脓拔毒，可治疮痈溃后脓毒未尽者，如九一丹（《医宗金鉴》）。

2）湿疹：常配伍青黛、黄柏等，能清热燥湿、收湿敛疮，可用于湿热侵袭肌表而致的湿疹。

【用法用量】

15～60 g，煎服，宜先煎。外用适量，研末调敷患处（内服生用，外用煅用）。

【贮藏养护】

贮干燥容器内，置干燥处。

<h2 style="text-align:center">知　母</h2>

【来源】

本品为百合科植物知母的干燥根茎。春、秋二季采挖，除去须根及泥沙，晒干，习称"毛知母"，除去外皮晒干，习称"知母肉"或"光知母"。

宋代有煨制（《太平圣惠方》）、焙制（《全生指迷方》）、炒制（《卫生家宝产科备要》）、酒炒、酒拌炒黑（《妇人良方》）、盐水炒（《扁鹊心书》）、盐酒拌炒（《疮疡经验全书》）等方法。元代有酒洗（《脾胃论》）、酒浸（《瑞竹堂经验方》）等方法。明代增加了蜜水拌炒（《医学入门》）、人乳汁盐酒炒（《增补万病回春》）、童便浸（《证治准绳》）和姜汤浸（《寿世保元》）等炮制方法。清代基本上沿用明代以前的炮制方法。

【炮制方法】

1. 知母

取原药材，除去毛状物及杂质，洗净，润透，切厚片，干燥。筛去碎屑。

2. 盐知母

取净知母，置炒制容器内，用文火加热，炒至变色，喷淋盐水，炒干，取出晾凉。筛去碎屑。每 100 kg 知母片，用食盐 2 kg。

【质量要求】

1. 知母

知母为不规则类圆形厚片或条状片，片厚 2 ~ 4 mm。表面黄白色，周边棕色（毛知母）或黄白色（知母肉），质滋润。味微甜略苦，嚼之粘牙。

2. 盐知母

盐知母色泽加深，偶有焦斑，略具咸味。

本品水分不得超过 12.0%，总灰分含量不得超过 8.5%，酸不溶性灰分不得超过 4.0%。按干燥品计算，知母含菝葜皂苷元（$C_{27}H_{44}O_3$）不得少于 1.0%。

【性味功能】

知母味苦、甘，性寒。入肺、胃、肾经。具有清热泻火、滋阴润燥之效。

【临床应用】

1. 用于气分实热证

本品有清热泻火、除烦止渴之效。治邪在气分之壮热、烦渴、脉洪大，常与石膏相须配伍，如白虎汤。

2. 用于肺热咳嗽、阴虚燥咳

本品既清肺热，又润肺燥。治肺热咳嗽、咳痰色黄，常与贝母、黄芩、桑白皮等同用，如二母宁嗽丸；治肺热伤阴之燥咳无痰，常配贝母，即二母散。

3. 用于阴虚消渴

本品有滋阴润燥、生津止渴作用。治内热伤津、口渴引饮，可配葛根、天花粉、五味子等药以增强药力，如玉液汤。

4. 用于骨蒸潮热

本品能滋肾降火、退蒸除热。治肾阴亏虚、骨蒸潮热、遗精盗汗，常与黄柏合六味地黄丸同用，如知柏地黄丸；若阴虚火旺，真阴耗竭，骨蒸潮热，面红升火，遗精盗汗，与龟板、黄柏、熟地黄等同用，如大补阴丸。

5. 肠燥便秘

本品滋阴润燥，可用治阴虚肠燥便秘证，常与生地黄、玄参、麦冬等药配伍。

【用法用量】

煎服，6～12 g。

【注意事项】

本品性寒质润，有滑肠作用，故脾虚便溏者不宜用。

【贮藏养护】

置通风干燥处，防潮。

栀　子

【来源】

本品为茜草科植物栀子的干燥成熟果实。9～11月果实成熟呈红黄色时采收，除去果梗及杂质，蒸至上汽或置沸水中略烫，取出，干燥。

晋代有炒炭、烧末（《肘后备急方》）的方法。南北朝刘宋时代有甘草水制（《雷公炮炙论》）。唐代有炙法（《千金要方》）。宋代有烧灰、"炙酥拌微炒"（《太平圣惠方》）、炒香、塘灰火煨（《圣济总录》）、姜汁炒焦黄（《产宝杂录》）等炮制方法。元代有蒸法（《世医得效方》）、火煨（《汤液本草》）、炒焦黑（《丹溪心法》）、烧灰存性（《十药神书》）等法。明代炮制方法较多，有微炒、煮制（《普济方》）、纸裹煨（《奇效良方》)、酒浸（《外科理例》)、童便炒（《医学入门》)、蜜制（《寿世保元》)、盐水炒黑（《宋氏女科秘书》)、炒焦（《景岳全书》)、酒洗（《审视瑶函》) 等法。清代多用辅料制，有酒炒（《外科大成》)、姜汁炒黑（《本经逢原》)、乌药拌炒、蒲黄炒（《得配本草》)、炒黑（《本草便读》) 等方法。从元代到清代，对炮制作用的论述也甚多。

【炮制方法】

1. 栀子

取原药材，除去杂质，碾碎。

2. 炒栀子

取净栀子，或碾碎，置预热适度的炒制容器内，用文火加热，炒至表面黄褐色，取出晾凉。

3. 焦栀子

取净栀子，或碾碎，置预热适度的炒制容器内，用中火加热，炒至表面焦褐色或焦黑色，取出晾凉。

4. 栀子炭

取净栀子，或碾碎，置预热适度的炒制容器内，用武火加热，炒至黑褐色，喷淋清水少许，熄灭火星，取出晾干。

【质量要求】

栀子为不规则碎块状，表面红黄色或棕红色，果皮薄而脆，略有光泽，种子扁卵圆形，红黄色，味微酸而苦。

炒栀子形状同栀子，或为不规则的碎块，表面深黄色或黄褐色。

焦栀子形状同栀子，或为不规则的碎块，表面焦褐色或焦黑色，气微，味微酸而苦。

栀子炭形状同栀子，或为不规则的碎块，表面黑褐色。

【性味功能】

栀子味苦，性寒；入心、肺、胃、三焦经。具有泻火除烦、清热利湿、凉血解毒之效。

【临床应用】

1. 用于热病烦闷

本品有清心除烦之效。治外感热病发热、心烦，每与淡豆豉配伍，以宣泄热邪、解郁除烦，如栀子豉汤；若治热病高热烦躁、神昏谵语，常与黄芩、黄连、大黄等配伍，如黄连解毒汤。

2. 用于湿热黄疸

本品能清利湿热。治湿热蕴结肝胆所致的黄疸，常与茵陈蒿、大黄等配伍，以增强利湿退黄作用，即茵陈蒿汤；亦可与黄柏、甘草配伍，即栀子柏皮汤。

3. 用于血热出血

本品能泻火凉血。治血热妄行的吐血、衄血、尿血等，可与白茅根、生地黄、黄芩等凉血止血药同用。

4. 用于热毒疮疡

本品有泻火解毒作用。治疮疡红肿热痛，常与金银花、蒲公英、连翘等同用。

5. 用于外伤肿痛

本品尚有消肿止痛作用。生栀子粉用黄酒调成糊状，外敷，治跌打损伤之肿痛。

【用法用量】

煎服，6~10 g；外用适量，研末调敷。

【贮藏养护】

贮干燥容器内，密闭，置通风干燥处。

黄 芩

【来源】

本品为唇形科多年生草本植物黄芩的根。主产于河北、山西、内蒙古、河南及陕西等地。春、秋两季采挖。蒸透或开水润透切片。生用、酒炙或炒炭用。

唐代有切制；宋代有酒炒、酒煮、炒香、炒焦、微炒、煅存性、姜汁炒等炮制方法；元代有去芦、醋浸炙、酒洗、酒浸焙、土炒等方法；明代增加了酒蒸制、童便炒、炒黑、醋浸、醋炒、猪胆汁炒、米泔制等方法；清代有皂角子仁、侧柏水煮及吴茱萸制等炮制方法。现行主要有蒸、煮、酒炙和炒炭等炮制方法。《中国药典》2020 年版载有黄芩、酒黄芩。

【炮制方法】

1. 黄芩

取原药材，除去残茎、杂质，抢水洗净，置沸水中煮制约 10 分钟，或置笼内蒸制约半小时，取出闷透，并趁热切薄片，及时干燥。

2. 酒黄芩

取黄芩片用黄酒拌匀，闷润至透，置炒药锅内，用文火加热，炒至深黄色时，取出放凉。每 100 kg 黄芩片，用黄酒 10 kg。

3. 黄芩炭

取黄芩片置炒药锅内，用武火加热，炒至黑褐色时，喷淋清水少许，灭尽火星，取出晾透。

【质量要求】

黄芩片为类圆形或不规则薄片，外表皮黄棕色至棕褐色，切面黄棕色或黄绿色，具放射状纹理，质硬而脆，气微，味苦。

酒黄芩表面棕褐色，切面黄棕色，呈放射状纹理，略带焦斑，中心部位有的呈棕色，略有酒气。

黄芩炭表面黑褐色，体轻，有焦炭气。

【性味功能】

黄芩味苦，性寒；入肺、脾、胆经。具有清热燥湿、泻火解毒、止血安胎之效。

【临床应用】

1. 用于湿温、暑湿、黄疸、泻痢、热淋涩痛

本品能清热燥湿。治湿温、暑湿之胸脘痞闷、身热不扬、恶心呕吐，常与滑石、白豆蔻等渗利化湿药配伍，如黄芩滑石汤；治湿热黄疸，每与茵陈蒿、栀子等利湿退黄药同用；治湿热蕴结大肠之泻痢、腹痛或里急后重，与葛根、黄连等配伍，如葛根芩连汤；若治湿热下注膀胱的热淋涩痛，可配木通、白茅根、车前子等同用。

2. 用于肺热咳嗽、高热烦渴

本品主入肺经，善清泻肺火及上焦实热，用治肺热壅遏所致咳嗽痰稠，可单用，如清金丸（《丹溪心法》）；若配苦杏仁、桑白皮，可治肺热之咳嗽气喘，如清肺汤（《万病回春》）；若配法半夏，可治肺热之咳嗽痰多，如黄芩半夏丸（《袖珍方大全》）。

本品苦寒，清热泻火力强，配薄荷、栀子、大黄等，可用治外感热病、中上焦热盛所致之高热烦渴、面赤唇燥、尿赤便秘、苔黄脉数，如凉膈散（《太平惠民和剂局方》）。

3. 用于热病烦渴、寒热往来

本品有清热泻火作用。治外感热病、邪郁于内之壮热烦渴、溲赤便秘，常与栀子、大黄、薄荷等同用，如凉膈散；邪在少阳寒热往来，每与柴胡同用，能和解少阳，如小柴胡汤。

4. 用于咽喉肿痛、痈肿疮毒

本品能泻火解毒、清热消肿。治热盛咽痛，常与连翘、金银花等清热解毒药同用。

5. 用于血热出血证

本品炒炭能凉血止血。治热盛迫血妄行的吐血、衄血、便血、崩漏等，常与凉血止血药同用。

6. 用于胎动不安

本品有清热安胎之效。治胎热之胎动不安，常配伍白术等安胎药。

【用法用量】

生品、酒品、炒品、黄芩炭 3~10 g。入汤剂或丸、散剂。

【注意事项】

本品苦寒伤胃，脾胃虚寒、食少、便溏者不宜使用。

【贮藏养护】

置通风干燥处，防潮。酒黄芩密闭，贮于阴凉干燥处。

黄　连

【来源】

本品为毛茛科植物黄连、三角叶黄连或云连的干燥根茎。以上 3 种分别习称"味连""雅连""云连"。秋季采挖，除去须根及泥沙，干燥，摘去残留须根。味连，主产于四川石柱县，湖北西部、陕西、甘肃等地亦产，主要为栽培品，是商品黄连的主要来源；雅连，主产于四川洪雅、峨眉等地；云连，主产于云南德钦、碧江及西藏地区。

唐代有熬制（《千金翼方》）。宋代有无灰好酒煮制（《类证活人书》）、好酒浸制（《洪氏集验方》）、酒洗（《妇人良方》）、酒洗炒（《扁鹊心书》）、生姜炒（《旅舍备要方》）、蜜浸一宿炙令香熟、烧焦制炭（《史载之方》）、米泔浸制（《小儿药证直诀》）、麸炒焦黄色、同吴茱萸共炒制（《圣济总录》）、同巴豆共煮制（《小儿卫生总微方论》）、酒煮时要求用银器（《三因极一病证方论》）。元代增加了酒蒸、陈壁土炒制（《丹溪心法》）、童便浸制（《原机启微》）、姜汁拌炒（《世医得效方》）。明代新增了吴茱萸煎汤炒（《寿世保元》）、朴硝炒制、干漆炒制、猪胆汁炒制、人乳炒制、酽醋制、盐汤制（《本草蒙筌》）、吴茱萸合益智仁共炒制（《医学纲目》）、冬瓜汁浸制七次（《普济方》）、酒洗后再与吴茱萸共炒制（《增补万病回春》）、用湿槐花拌炒、牛胆汁浸制（《景岳全书》）。清代有入猪大肠中煮熟用（《医宗说约》），黄土、姜汁、酒和蜜四制黄连（《本草汇》）。此时，其炮制方法已达 24 种。

【炮制方法】

1. 黄连

取原药材，除去杂质，抢水洗净，润透，切薄片，干燥，筛去碎屑，或用时捣碎。

2. 酒黄连

取净黄连片，用黄酒拌匀，稍闷润，待酒被吸尽后，置预热适度的炒制容器内，用文火加热，炒干，片面色泽加深，取出晾凉，筛去碎屑。每 100 kg 黄连片，用黄酒 12.5 kg。

3. 姜黄连

取黄连片，用姜汁拌匀，稍闷润，待姜汁被吸尽后，置炒制容器内，用文火加热炒干，取出晾凉。筛去碎屑。每 100 kg 黄连片，用生姜 12.5 kg 或干姜 4 kg，绞汁或煎汁。

4. 萸黄连

取吴茱萸加适量水煎煮，取汁去渣，煎液与黄连片拌匀，稍闷润，待药液被吸尽后，置炒制容器内，用文火加热，炒干，取出晾凉。筛去碎屑。每 100 kg 黄连片，用吴茱萸 10 kg。

【性味功能】

黄连味苦，性寒；入心、肝、胃、大肠经。具有清热燥湿、泻火解毒之功效。

【临床应用】

1. 用于湿热中阻，呕吐、泻痢、腹痛

本品大苦大寒，有较强的清热燥湿作用，且力胜黄芩，尤善清中焦湿热,为止泻、止痢之要药。治胃肠湿热之泻痢,轻者,单用即效;若伴腹痛,常与木香同用,如香连丸;泻痢身热,常与葛根、黄芩等同用,如葛根芩连汤;下痢脓血,常与白头翁、黄芩等配伍,如白头翁汤;湿热中阻所致脘腹痞满、恶心呕吐,常与干姜、半夏等同用,如半夏泻心汤。

2. 用于下焦湿热诸证

本品大苦大寒,尤善清下焦及肝胆湿热,为治肝胆及其经脉循行部位上的湿热诸疾之要药。治湿热下注,症见阴肿阴痒、带下黄稠、湿疹瘙痒等,常与黄柏、苦参等同用;湿热黄疸,多与茵陈、栀子等同用。

3. 用于肝胆实火

本品既清利肝胆湿热,又清泻肝胆实火,故为治肝经湿热、实火之要药。治肝火上炎所致头痛目赤、胁痛口苦,常与柴胡、栀子等同用;肝经热盛、热极生风的高热惊厥,常与牛黄、钩藤等同用,如凉惊丸。

4. 消渴

本品善清胃火而可用治胃火炽盛、消谷善饥之消渴症,常配麦冬用,如消渴丸;或配黄柏用,以增强泻火之力,如黄柏丸(《圣济总录》);若配生地黄,可用治肾阴不足、心胃火旺之消渴,如黄连丸(《外台秘要》)。

5. 外治湿疹、湿疮、耳道流脓

本品有清热燥湿、泻火解毒之功,取之制为软膏外敷,可治皮肤湿疹、湿疮。取之浸汁涂患处,可治耳道流脓;煎汁滴眼,可治眼目红肿。

【用法用量】

煎服,2~5 g。外用适量。

【注意事项】

本品大苦,大寒,过服、久服多伤脾胃,脾胃虚寒者忌服;

苦燥易伤阴津，阴虚津伤者慎用。

【贮藏养护】

置通风干燥处。

黄 柏

【来源】

本品为芸香科落叶乔木黄檗或黄皮树的干燥树皮。前者习称"关黄柏"，主产于辽宁、吉林、黑龙江、河北、内蒙古等地；后者习称"川黄柏"，主产于四川、贵州、云南等地。3～6月采收。剥取树皮，晒干压平。生用或炙用、炒炭。

南北朝刘宋时代有蜜炙法（《雷公炮炙论》）。唐代有炙制（《千金要方》）和醋制（《食疗本草》）的方法。宋代有炙焦、蜜炙（《太平圣惠方》）、炒（《苏沈良方》）、蜜渍（《重修政和经史证类备用本草》）、酒浸、炒炭（《妇人良方》）、盐水浸炒（《扁鹊心书》）和葱汁拌炒、胆汁制（《疮疡经验全书》）等炮制方法。明代增加了童便、酒、蜜、盐同制（《本草纲目》）以及乳汁制、童便制（《证治准绳》）等法。清代又增加了米泔制（《本草述》）、附子汁制（《本经逢原》）、煅炭（《成方切用》）、姜汁炒黑（《温热经纬》）等炮制方法。对炮制目的记述也较多，如"生用降实火，蜜炙则庶不甚伤胃，炒黑能止崩带；酒制治上，蜜制治中，盐制治下"（《本草从新》）。现在主要的炮制方法有盐炙、酒炙、炒炭等。

【炮制方法】

1. 黄柏

取原药材，抢水洗净，润透，切丝，干燥。

2. 盐黄柏

取黄柏丝，用食盐水拌匀，稍润，用文火炒干，取出，放凉。每 100 kg 黄柏，用食盐 2 kg。

3. 酒黄柏

取黄柏丝，用黄酒拌匀，稍润，用文火炒干，取出，放凉。每 100 kg 黄柏，用黄酒 10 kg。

4. 黄柏炭

取黄柏丝，置热锅内，用武火炒至表面焦黑色，内部焦褐色，喷淋清水少许，灭尽火星，取出，及时摊晾，凉透。

【性味功能】

黄柏味苦，性寒；入肾、膀胱经。具有清湿热、泻火毒、退虚热之效。

【临床应用】

1. 用于湿热带下、热淋涩痛

本品苦寒沉降，长于清泻下焦湿热。用治湿热下注之带下黄浊臭秽，常配山药、芡实、车前子等药用，如易黄汤（《傅青主女科》）；若治湿热下注膀胱，小便短赤热痛，常配萆薢、茯苓、车前子等药，如萆薢分清饮（《医学心悟》）。

2. 用于湿热泻痢、黄疸

本品清热燥湿之中，善除大肠湿热以治泻痢，常配白头翁、黄连、秦皮等药，如白头翁汤（《伤寒论》）；若配栀子用，可治湿热郁蒸之黄疸，如栀子柏皮汤（《伤寒论》）。

3. 用于疮痈肿毒、湿疹湿疮

本品既泻火解毒，又清热燥湿。治热毒疮痈，内服、外用均宜。内服常配清热泻火解毒之黄连、栀子等，如黄连解毒汤；外用则以本品为末，加猪胆汁调敷；或配大黄末，如二黄散（《痈疽神秘验方》），醋调外敷。治湿疹、湿疮，可配苦参、荆芥、白鲜皮等清热燥湿、祛风止痒之品，煎汤内服；或配煅石膏等份为末，外撒或油调搽患处，如石黄散（《青囊秘传》）。现代研究报道，本品具有抗菌作用，临床以黄柏配伍大黄、苍术等，外用治疗急性蜂窝织炎、急性化脓性淋巴结炎、下肢皮肤溃疡、脓疱疮等属热毒、湿毒者，如九圣散、如意金黄散等。

4. 用于阴虚发热、骨蒸盗汗及遗精

本品常与知母、熟地黄、山茱萸等同用，共奏滋阴泻火之功，如知柏地黄丸。

【用法用量】

煎服，3～12 g。外用适量。

【注意事项】

苦寒伤胃，故脾胃虚寒者忌用。

【贮藏养护】

置通风干燥处，防潮。

金银花

【来源】

本品为忍冬科植物忍冬、红腺忍冬、山银花或毛花柱忍冬的干燥花蕾或初开的花。5～6 月采收未开放的花蕾，置通风处阴干或摊成薄层晒干。以花蕾多、色淡、质柔软、气清香者为佳。主产于河南、山东等地。

【炮制方法】

1. 金银花

取原药材，除去杂质，筛去灰屑。

2. 金银花炭

取金银花，置炒制容器内，用中火加热，炒至表面焦褐色，喷淋清水少许，灭尽火星，取出晾干，凉透。

【质量要求】

1. 金银花

金银花呈棒状而弯曲，长 20～30 mm，上粗下细，黄白色、绿白色、黄棕色或淡黄色。气清香，味淡、微苦。饮片中总灰分不得超过 10%，水分不得超过 12%，酸不溶性灰分不得超过 3%，绿原酸（$C_{16}H_{18}O_9$）不得少于 1.5%，药屑、杂质不得超过 1%。

2. 金银花炭

金银花炭形如金银花，焦褐色。其生片、完全炭化片不得超过 5%，水分不得超过 13%，药屑、杂质不得超过 3%。

【性味功能】

金银花味甘，性寒。归肺、心、胃经。可用于清热解毒、疏散风热。

【临床应用】

1. 用于疮痈疔肿

本品有清热解毒、消散痈肿作用。治疮痈初起，红肿热痛，常与天花粉、白芷、防风等同用，如仙方活命饮；若疔疮疮形如栗，坚硬根深，常与紫花地丁、野菊花、蒲公英等配伍，如五味消毒饮；治脱疽热毒内蕴，溃烂脓水淋漓，常与玄参、当归、甘草同用，即四妙勇安汤；治肠痈腹痛，与薏苡仁、黄芩、大血藤等同用；治肺痈咳吐脓血，常与天花粉、桔梗等同用。

2. 用于外感风热、温病初起

本品甘寒，既善清肺经之邪以疏风透热，又泄心胃之热以清解热毒。治外感风热或温病初起，常与连翘、薄荷、牛蒡子等同用，如银翘散；若热入营血，神昏舌绛，可与黄连、生地黄、麦冬等配伍，如清营汤。

3. 用于热毒血痢

本品有清热解毒、凉血止痢之效。治热毒血痢、大便脓血者，可单用或与白头翁、秦皮等同用。

4. 其他

本品经蒸馏制成金银花露，有清解暑热作用，可用于暑热烦渴以及小儿热疖、痱子等。

【用法用量】

煎服，6～15 g。

【贮藏养护】

贮干燥容器内，密闭，置阴凉干燥处，防霉，防蛀。

连 翘

【来源】

本品为木犀科落叶灌木连翘的干燥果实。主产于山西、河南、陕西、山东等地。秋季果实初熟尚带绿色时采收，称为"青翘"。果实熟透时采收，称为"黄翘"或"老翘"。青翘蒸熟晒干筛取籽实作"连翘心"用。晒干。生用。

【炮制方法】

取原药材，除去杂质及枝梗，筛去灰屑。

【质量要求】

本品呈长卵形，长 15～25 mm，直径 6～13 mm。表面有不规则的纵皱纹及多数凸起的小斑点，两面各有一条明显的纵沟。青翘多不开裂，表面绿褐色凸起的灰白色小斑点较少，种子多数，细长，一侧有翅，黄绿色。老翘自尖端开裂或一裂成两瓣。表面黄棕色或红棕色。内表面多为浅黄棕色，种子棕色，多已脱落。微有香气，味苦。其饮片水分不得超过 10%，药屑、杂质青翘不得超过 3%，老翘不得超过 9%，总灰分不得超过 4%。酸不溶性灰分不得超过 1%，65% 乙醇总浸出物青翘不得少于 30%，老翘不得少于 16%，干品含连翘苷（$C_{27}H_{34}O_{11}$）不得少于 0.15%。

【性味功能】

连翘味苦，性微寒。可清热解毒、消肿散结。用于痈疽、瘰疬、乳痈、丹毒、风热感冒、温病初起、温热入营、高热烦渴、神昏发斑、热淋尿闭。

【临床应用】

1. 用于疮痈肿毒、瘰疬结核

本品有清热解毒、消痈散结之效。治疮痈初起、红肿未溃，常与蒲公英、皂角刺等清热透脓之品同用；治疮疡溃烂、红肿脓出不畅，则与天花粉、金银花等清热排脓药同用；治瘰疬结核，多与夏枯草、玄参、浙贝母等同用。

2. 用于外感风热、温病初起

本品善清热解毒、疏风透热。治外感风热、温病初起，常与金银花、薄荷、牛蒡子等配伍，如银翘散；治热入营血、神昏舌绛，则与黄连、生地黄、麦冬等同用，如清营汤；治热陷心包之高热、烦躁、神昏，常与莲子心等配伍以清心泻火，如清宫汤。

3. 用于热淋涩痛

本品苦寒通降，兼有清心利尿之功，多与车前子、白茅根、竹叶、木通等药配伍，治疗湿热壅滞所致之小便不利或淋漓涩痛，如如圣散（《杂病源流犀烛》）。

【用法用量】

煎服，6~15 g。

【贮藏养护】

贮干燥容器内，密闭，置通风干燥处。

龙　胆

【来源】

本品为龙胆科植物条叶龙胆、龙胆、三花龙胆或坚龙胆的干燥根及根茎。春、秋二季采挖，除去茎叶，洗净泥土，干燥。药材以根条粗长、色黄或黄棕色者为佳。

晋代有酒煮服（《肘后备急方》）的方法。南北朝刘宋时代有甘草汤制（《雷公炮炙论》）的方法。宋代有生姜自然汁浸（《重修政和经史证类备用本草》）、炒制（《传信适用方》）、酒拌炒、炒焦、酒拌炒黑、煅制（《妇人良方》）等法。明代增加了防己、酒制（《本草发挥》）、焙制（《普济方》）、酒浸炒（《外科理例》）、酒拌炒焦（《明医杂著》）、炒黑（《保婴撮要》）、酒洗（《医学纲目》）、酒浸（《仁术便览》）、酒洗炒（《审视瑶函》）等方法。清代又增加了柴胡拌炒（《外科大成》）、蜜炒、猪胆汁拌炒（《得配本草》）等炮制方法。

【炮制方法】

1. 龙胆

取原药材，除去杂质及残茎，洗净，闷润至透，切厚片或段，干燥。筛去碎屑。

2. 酒龙胆

取龙胆片或段，喷淋定量黄酒拌匀，稍闷润，待酒被吸尽后，置炒制容器内，用文火加热，炒干，取出晾凉。筛去碎屑。每 100 kg 龙胆片或段，用黄酒 10 kg。

【质量要求】

龙胆为不规则的圆形厚片或段，片厚 2～4 mm，段长 10～15 mm。表面黄白色或淡黄棕色，切面中心有隐现的筋脉点，有裂隙。质脆，易折断。气微，味甚苦。酒龙胆色泽加深，略有酒气。

本品总灰分不得超过 7.0%。含龙胆苦苷（$C_{16}H_{20}O_9$）不得少于 1.0%。

【性味功能】

龙胆味苦，性寒；入肝、胆经。具清热燥湿、泻肝胆实火之效。

【临床应用】

1. 用于阴肿阴痒、带下、湿疹、黄疸

本品善于清泄下焦及肝胆湿热。治湿热下注之阴肿阴痒、带下黄稠腥臭或男子阴囊肿痛、湿疹瘙痒等，常与黄柏、苦参、蛇床子等配伍；治湿热黄疸、身黄尿赤，常与茵陈蒿、栀子等配伍。

2. 用于肝火头痛、肝热目赤、高热抽搐

本品苦寒清泄，善泻肝火。治肝火头痛、胁肋刺痛、口苦耳聋，常与柴胡、栀子、黄芩等同用，如龙胆泻肝汤；治肝火上炎之目赤肿痛，常与黄连同用；治肝经热盛、热极生风的高热惊厥、手足抽搐，常与钩藤、黄连、牛黄等配伍。

【用法用量】

煎服，3~6 g。

【注意事项】

本品大苦，大寒，多用败胃，且不易入口，应佐以甘草，以调其味。

【贮藏养护】

置干燥处，防蛀。

苦 参

【来源】

本品为豆科植物苦参的干燥根。春、秋二季采挖，除去根头及小支根，洗净，干燥，或趁鲜切片，干燥。

汉代有醋煮（《金匮要略》）的方法。晋代有酒煮（《肘后备急方》）的方法。南北朝刘宋时代有米泔汁浸后蒸（《雷公炮炙论》）的方法。唐代有炙制（《外台秘要》）法。宋代增加了煨制（《太平圣惠方》）、炒黄（《重修政和经史证类备急本草》)、酒制（《妇人良方》）、酒炒（《疮疡经验全书》）等方法。元代有酒洗（《卫生宝鉴》）法。明清时期又增加了酒浸（《本草发挥》）、酒浸湿蒸晒九次、油炒（《外科大成》）、酒渍、醋渍（《本草述》）、米泔浸炒（《嵩厓尊生全书》）、焙制（《幼幼集成》）、醋炒（《得配本草》）等炮制方法。

【炮制方法】

苦参未切片者，除去杂质，洗净，大小分开，切厚片，干燥。筛去碎屑。

【质量要求】

片厚 2~4 mm，片面黄白色，有环纹，栓皮有时脱落。

本品含水分不得超过 11.0%，总灰分不得超过 8.0%，酸不溶性灰分不得超过 1.5%。水溶性浸出物（冷浸法）不得少于 20.0%。按干燥品计算，含苦参碱（$C_{15}H_{24}N_2O$）和氧化苦参碱（$C_{15}H_{24}N_2O_2$）的总量不得少于 1.2%。

【性味功能】

苦参味苦，性寒。可清热燥湿、杀虫、利尿。用于热痢、便血、黄疸尿闭、赤白带下、阴肿阴痒、湿疹、湿疮、皮肤瘙痒、疥癣麻风。外治滴虫性阴道炎。

【临床应用】

1. 用于湿热泻痢、黄疸尿赤

本品苦寒，能清热燥湿。用治湿热蕴结肠胃之腹痛泄泻以及下痢脓血，可单用，也可与木香等同用，治湿热便血、肠风下血、痔疮出血，可与生地黄同用，如苦参地黄丸；治湿热蕴蒸之黄疸、尿赤，本品既可清热燥湿，又可清热利尿，导湿热外出，常与栀子、龙胆等同用，有良好的除湿热、退黄疸作用。

2. 用于带下阴痒、湿疹疥癣、小便不利

本品清下焦湿热，兼能通利小便，使湿热从小便排出。又能杀虫止痒。用治湿热下注之带下色黄、阴肿阴痒以及湿疹、皮肤瘙痒，多与黄柏、蛇床子同用，内服外洗均可。治疥癣，可配枯矾、硫黄，制成软膏，涂敷患处。治妊娠小便不利，与当归、贝母同用，共奏养血利气、清热利尿之功，如当归贝母苦参丸。治湿热蕴结膀胱之小便不利、灼热涩痛，可与蒲公英、石韦等药同用。

【用法用量】

煎服，4.5~9 g。外用适量，煎汤洗患处。

【注意事项】

脾胃虚寒者忌用，不宜与藜芦同用。

【贮藏养护】

置干燥处。

白鲜皮

【来源】

本品为芸香科植物白鲜的干燥根皮。春、秋两季采挖根部，除去泥沙及粗皮，剥取根皮，干燥。主产于辽宁、河北、四川、山东、江苏等地。

【炮制方法】

白鲜皮取原药材，除去杂质，洗净，润透，切厚片，干燥。筛去碎屑。

【质量要求】

片面乳白色，厚2~4 mm，有羊膻气。以条大、皮厚、色灰白者为佳。

本品含水分不得超过 14.0%，酸不溶性灰分不得超过 1.0%。水溶性浸出物（冷浸法）不得少于 20.0%。按干燥品计算，含梣酮（$C_{14}H_{16}O_3$）不得少于 0.030%。

【性味功能】

白鲜皮味苦，性寒。可清热燥湿、祛风解毒。用于湿热疮毒、黄水淋漓、湿疹、风疹、疥癣、疮癞、风湿热痹、黄疸、尿赤。

【临床应用】

1. 用于湿热疮毒、湿疹、疥癣

本品有清热燥湿、泻火解毒、祛风止痒之效。治湿热疮毒、黄水淋漓，常与苍术、苦参、连翘等清湿热、消疮毒之品同用；治湿疹，常与黄柏、黄连等同用；若治疥癣，可配苦参、蛇床子煎汤外洗。

2. 用于湿热黄疸

本品能清除肝胆湿热。治湿热黄疸、尿赤，常配伍茵陈蒿、栀子等。

3. 用于湿热痹痛

本品具清热、燥湿、祛风之功。治湿热痹痛、关节红肿，宜与祛风清热、燥湿通痹之品同用，如苍术、黄柏、防己等。

【用法用量】

煎服，5～10 g。外用适量，煎汤洗或研粉敷。

【注意事项】

脾胃虚寒者慎用。

【贮藏养护】

置通风干燥处。

板蓝根

【来源】

本品首载于《新修本草》，为十字花科二年生草本植物菘蓝的干燥根。主产于河北、陕西、江苏等地。秋季采挖，晒干，切厚片，生用。本品气微，味微甜后苦涩。主要含板蓝根乙素、丙素、丁素，尚含靛蓝、靛玉红、多种氨基酸等化学成分。

【炮制方法】

板蓝根取原药材，除去杂质，洗净，切段，干燥。筛去碎屑。

【质量要求】

本品段长 10~15 mm，表面淡黄色或淡黄棕色，切面皮部黄白色，木部黄色，外有一棕色环纹，显菊花纹。气微，味微甜后苦涩。

本品水分不得超过 15.0%，醇溶性浸出物（热浸法）不得少于 25.0%。

【性味功能】

板蓝根味苦，性寒。可清热解毒、凉血利咽。用于温毒发斑、舌绛紫暗、痄腮、喉痹、烂喉丹痧、大头瘟疫、丹毒、痈肿。

【临床应用】

1. 用于温热病、风热表证

本品性能、功用与大青叶相似，但大青叶长于凉血消斑，本品功善解毒利咽散结。可用于温热病的各个阶段以及风热表证。温病初起或风热表证，症见发热、咽痛较甚者用之尤为适宜。若治温热病气血两燔，或热入营血之高热、发斑等，常与清热解毒、凉血消斑之品配伍，如《温热经纬》神犀丹，以之与黄芩、紫草、生地黄等同用。

2. 用于咽喉肿痛、大头瘟疫、丹毒、痄腮

本品善清肺胃之热而利咽喉，又有清热解毒、凉血消肿之效，适用于咽喉肿痛和多种瘟疫热毒之证。治大头瘟疫、头面红肿、咽喉不利以及丹毒、痄腮，常与解毒消肿之品配伍，如《东垣试效方》普济消毒饮，以之与连翘、牛蒡子、玄参等

同用。

3. 其他

现代研究报道，本品对流感病毒、腮腺炎病毒及多种细菌等均有抑制作用，并有抗内毒素作用，临床常用板蓝根颗粒治疗病毒性感冒、急性扁桃体炎、急性咽喉炎、腮腺炎等属肺胃热盛者；或以本品配伍大青叶、连翘、拳参等，治疗感冒、急性扁桃体炎、急性咽喉炎等属风热外侵、热毒壅盛者，如感冒退热颗粒。

【用法用量】

煎服，9 ~ 15 g。

【注意事项】

有报道，板蓝根口服可引起消化系统症状，或引起溶血反应，应引起注意。2020 年版《中国药典》将上述十字花科植物菘蓝的根定为板蓝根，习称"北板蓝根"，爵床科植物马蓝的根茎及根，在南方地区亦作板蓝根使用，《中国药典》列为"南板蓝根"，其炮制方法、性味、功效与板蓝根相同或相近。

【贮藏养护】

置干燥处，防霉，防蛀。

蒲公英

【来源】

本品为菊科植物蒲公英、碱地蒲公英或同属数种植物的干燥全草。春至秋季花初开时采挖，除去杂质，洗净，晒干。

【炮制方法】

取本品除去杂质，抢水洗净，沥干，切段，晒干，筛去灰屑。

【质量要求】

本品段长 10 ~ 15 mm，根棕褐色，皱缩，根头部有棕褐色或黄白色茸毛。叶绿褐色或暗灰色。可见多数具白色冠毛的长椭圆形瘦果。

【性味功能】

蒲公英味苦、甘，性寒。可清热解毒、消肿散结、利尿通淋。用于疔疮肿毒、乳痈、瘰疬、目赤、咽痛、肺痈、肠痈、湿热黄疸、热淋涩痛。

【临床应用】

1. 用于热毒疮痈

本品功善清泄热毒、消散痈肿，凡热毒壅盛所致之疮痈肿毒，不论内痈外痈，均为常用药。因本品归肝、胃二经，兼能疏郁通乳，故为治乳痈要药，既可单用本品浓煎内服，或以鲜品捣汁内服，渣敷患处；又可与清热解毒、散结消肿之品配伍，如金银花、牛蒡子、瓜蒌等。治肠痈腹痛，宜与活血化瘀之品配伍，如大黄、牡丹皮、桃仁等。治肺痈吐脓，需与清热排脓药同用，如鱼腥草、芦根、冬瓜仁等。治其他外痈，多与其他清热解毒药配伍，如五味消毒饮，与金银花、紫花地丁、野菊花等同用。亦可治热毒咽喉肿痛，多与板蓝根、玄参等配伍。

2. 用于热淋、湿热黄疸

本品有清利湿热、利尿通淋之功。治热淋涩痛，宜与利尿通淋药配伍，如金钱草、车前子等。治湿热黄疸，需与利湿退黄药同用，如茵陈蒿、栀子、大黄等。

现代研究报道，本品对多种细菌有抑制作用，临床以之配伍海金沙藤、大血藤、虎杖等，治疗前列腺炎、尿道炎、膀胱炎等属于湿热下注者，如清浊祛毒丸；或配伍白花蛇舌草、赤芍、淫羊藿等，治疗前列腺炎、泌尿系感染等属肾虚血瘀、湿热内蕴者，如男康片。

3. 其他

本品尚有清肝明目作用，可治疗肝火上炎所致的目赤肿痛。

【用法用量】

煎服，10 ~ 15 g；外用鲜品适量，捣敷或煎汤熏洗患处。

【贮藏养护】

置通风干燥处，防潮、防蛀。

鱼腥草

【来源】

本品首载于《名医别录》，为三白草科多年生草本植物蕺菜的干燥地上部分。主产于长江以南各省。夏季茎叶茂盛花穗多时采收。晒干，生用。本品有鱼腥气，味微涩。主要含挥发油，其有效成分为癸酰乙醛、月桂醛、月桂烯、甲基正壬基甲酮等。尚含黄酮、生物碱、绿原酸、亚油酸、氯化钾等化学成分。

【炮制方法】

取本品除去杂质，抢水洗净，沥干，切段，晒干，筛去灰屑。

【质量要求】

本品段长 10 ~ 15 mm。茎扁圆柱形，棕黄色，具纵棱，节明显。叶暗棕色，叶片具有明显小凹点，搓碎有鱼腥气。（干品）酸不溶性灰分不得超过 2.5%。（干品）水浸出物不得少于 10.0%。

【性味功能】

鱼腥草味辛，性微寒。可清热解毒、消肿排脓、利尿通淋。用于肺痈吐脓血、痰热喘咳、热痢、热淋、痈肿疮毒。

【临床应用】

1. 用于肺痈、肺热咳嗽

本品辛以散结，寒能清热，专归肺经，长于清泻肺热以祛痰止咳，清热解毒以消痈排脓，为治肺痈吐脓、肺热咳嗽之要药。治肺痈咳吐脓血，常与清热排脓药配伍，如桔梗、芦根、薏苡仁等；治肺热咳嗽、痰黄黏稠，多与清热化痰药配伍，如桑白皮、黄芩、瓜蒌等。

现代研究报道，本品有抑菌、镇咳、平喘作用，临床以之配伍黄芩、板蓝根等，治疗急性咽炎、急性扁桃体炎属风热上犯者，如复方鱼腥草片；或以本品配伍金银花制成鱼金注射液，治疗上呼吸道感染、支气管肺炎、病毒性肺炎等属风热犯肺、热毒壅盛者。

2. 用于热毒疮痈

本品既能清热解毒，又有消痈散肿之功，故亦为外痈常用之品。治热毒疮痈、红肿热痛或热盛脓成，可用鲜品捣烂外敷或水煎内服，或与其他清热解毒药同用以增效，如蒲公英、野菊花、连翘等。

3. 用于湿热淋证

本品有清热除湿、利尿通淋之功。治热淋小便涩痛，常与利尿通淋药配伍，如车前子、海金沙、金钱草等。还可用治湿热所致的带下、泻痢、黄疸等多种湿热证。

【用法用量】

煎服，15～25 g，不宜久煎；鲜品用量加倍，水煎或捣汁服。外用适量，捣敷或煎汤熏洗患处。

【贮藏养护】

置干燥处。

第三节 泻下药

大 黄

【来源】

本品为蓼科植物掌叶大黄、唐古特大黄或药用大黄的干燥根及根茎。掌叶大黄主产于四川、甘肃、青海等地，唐古特大黄主产于青海、甘肃等地。药用大黄又称为"南大黄"，主产于四川、云南、贵州、湖北等地。

秋末茎叶枯萎或次春发芽前采挖，除去泥土、须根，切去地上茎及细根，根茎用瓷片（忌用铁器）刮去粗皮，切成段，干燥。药材以黄棕色、锦纹及星点明显、体重、质坚实、有油性、气清香、味苦而不涩、嚼之发黏者为佳。

【炮制方法】

1. 大黄

取原药材，除去杂质，大小分开，洗净，润透，切厚片或块，晾干或低温干燥。

2. 酒大黄

取净大黄片或块，加黄酒拌匀，闷润，待酒被吸尽后，置炒制容器内，用文火加热，炒干，取出放凉。每 100 kg 大黄，用黄酒 10 kg。

3. 熟大黄

1）取净大黄片或块，置蒸制容器内，隔水蒸至大黄内外均呈黑色为度，取出，干燥。

2）取净大黄片或块，加黄酒拌匀，闷 1～2 小时至酒被吸尽，装入适宜容器内，密闭，隔水炖 24～32 小时至大黄内外均呈黑色时，取出，干燥。每 100 kg 大黄，用黄酒 30 kg。

4. 大黄炭

取大黄片或块，置预热适度的炒制容器内，用武火加热，炒至外表呈焦黑色，取出晾凉。

5. 醋大黄

取大黄片或块，用米醋拌匀，稍闷润，待醋被吸尽后，置预热适度的炒制容器内，用文火加热，炒干，片面呈深棕色或棕褐色，取出晾凉，筛去碎屑。每 100 kg 大黄片或块，用米醋 15 kg。

6. 清宁片

取大黄片或块加水煮烂后，加入黄酒（100∶30）搅拌，再煮成泥状，取出晒干后粉碎，过 100 目筛后再与黄酒、炼蜜混合成团块状，置笼屉内蒸透，取出揉搓成直径为 14 mm 的圆条，于 50～55 ℃低温烘至七成干时，闷约 10 天至内外湿度一致，手摸有挺劲，取出，切厚片，晾干，筛去碎屑。每 100 kg 大黄片或块，用黄酒 75 kg，炼蜜 40 kg。

【质量要求】

大黄为不规则厚片或块，黄棕色或黄褐色，中心有纹理，微显朱砂点，习称"锦纹"，质轻，气清香，味苦而微涩。

酒大黄为深棕色或棕褐色，偶有焦斑，内部呈浅棕色，质坚实，略具酒香气。

熟大黄为黑褐色，质坚实，有特异芳香气，味微苦。

大黄炭表面焦黑色，内部焦褐色，质轻而脆，有焦香气，味微苦。

醋大黄为深棕色或棕褐色，内部浅棕色，略具醋气。

清宁片为圆形厚片，乌黑色，有香气，味微苦、甘。

【性味功能】

1. 大黄

大黄味苦，性寒。归脾、胃、大肠、肝、心包经。具有泻下攻积、清热泻火、凉血解毒、逐瘀通经、利湿退黄的功能。

2. 生大黄

生大黄苦寒，沉降，气味重浊，走而不守，直达下焦，泻下作用峻烈，长于攻积导滞，泻火解毒。用于实热积滞之便秘、血热吐衄、目赤咽肿、痈肿疔疮、肠痈腹痛、瘀血经闭、产后瘀阻、跌打损伤、湿热痢疾、黄疸尿赤、淋证、水肿；外治烧烫伤。

3. 酒大黄

酒大黄泻下作用稍缓，并借酒力引药上行，长于清上焦血分热毒。用于血热妄行之吐血、衄血及火邪上炎所致的目赤咽肿、齿龈肿痛。

4. 熟大黄

熟大黄泻下作用缓和，能减轻腹痛之不良反应，长于泻火解毒。用于火毒疮疡。

5. 大黄炭

大黄炭泻下作用极弱，长于凉血化瘀止血，用于血热有瘀的出血病。

6. 醋大黄

醋大黄泻下作用稍缓，长于消积化瘀。用于食积痞满，产后瘀滞，癥瘕癖积。

7. 清宁片

清宁片泻下作用缓和，具有缓泻而不伤气，逐瘀而不败正之功。用于饮食停滞，口燥舌干，大便秘结之年老、体弱、久病患者。

【临床应用】

1. 用于大便秘结、胃肠积滞

大黄苦寒，有较强的泻下通便、荡涤胃肠积滞作用。为治疗积滞便秘之要药，适用于热结便秘之证。治温热病所致热结便秘、高热不退，甚则神昏谵语，或杂病所致热结便秘者，常与芒硝、枳实、厚朴同用，以增强泻下通腑泄热作用，如大承气汤；治里实热结而兼气血虚亏，或兼阴虚津亏者，可与补气血药或养阴生津药同用；治脾阳不足，冷积便秘者，需与附子、干姜等温里药同用，如温脾汤；治湿热痢疾初起，腹痛里急后重者，常与黄连、木香等同用，以清除肠道湿热积滞；治食积腹痛，泻而不畅者，可与青皮、木香等同用，以攻积导滞。

2. 用于血热妄行之吐血、衄血、咯血以及火邪上炎所致的目赤、咽喉肿痛、牙龈肿痛等症

本品苦降，能使上炎之火下泄，又具清热泻火、止血之功。用治上述病症，常与黄连、黄芩同用，如泻心汤。现代临床单用大黄粉治疗上消化道出血，有较好疗效。

3. 用于热毒疮疡、烧烫伤

本品可内服外用。内服能清热解毒，并借其泻下通便作用，使热毒下泄。治热毒痈肿疔疮，常与金银花、蒲公英、连翘等同用；治肠痈腹痛，常与牡丹皮、桃仁等同用，如大黄牡丹皮汤。本品外用能清热毒、消肿块，治热毒痈肿疔疮，可研末蜜水调敷；治口舌生疮，可与枯矾研末涂抹患处；治烧烫伤，可单用粉，或配地榆粉，用麻油调敷患处。

4. 用于瘀血证

本品有较好的活血祛瘀作用，为治疗瘀血证的常用药物。治妇女产后瘀阻腹痛、恶露不尽者，常与桃仁、䗪虫等同用，如下瘀血汤；治妇女瘀血经闭，常与红花、当归等同用；治跌打损伤，瘀血肿痛，可与桃仁、红花等同用，如复元活血汤。

本品苦寒沉降，归脾、胃、大肠、肝、心经。善于荡涤胃肠积滞，推陈致新。其泻下力强，有"将军"之称，为治积滞便秘之要药，尤宜于热结便秘；又降泄上炎之火，清热解毒，对血热出血、火热上炎诸证及热毒疮痈有良效；并能活血祛瘀，治疗多种瘀血证；且能清泄湿热，用于湿热黄疸、淋证等。

【用法用量】

煎服，3～15 g。外用适量。生大黄泻下力较强，欲攻下者宜生用，且宜后下，或用开水泡服，久煎则泻下力减弱；酒大黄泻下力较弱，活血作用较好，用于瘀血证及不宜攻下者；大黄炭则多用于出血证。

【注意事项】

本品峻烈攻下，易伤正气，故非实证不用；苦寒易伤胃气，故脾胃虚弱者慎用；其性沉降，善活血祛瘀，故妇女妊娠期、月经期及哺乳期忌用。

【贮藏养护】

置阴凉干燥处，防霉、防蛀。

芒 硝

【来源】

本品首载于《名医别录》，为含硫酸盐的天然矿物芒硝族芒硝经精制而成的结晶体。主产于河北、河南、山东、江苏、安徽等地。将天然产品用热水溶解，滤过，放冷析出结晶，通称"皮硝"。再取萝卜洗净切片，置锅内加水与皮硝共煮，取上层液，放冷析出结晶，即芒硝。本品无臭，味苦咸。主含含水硫酸钠（$Na_2SO_4 \cdot 10H_2O$），尚含少量氯化钠、硫酸镁、硫酸钙等无机盐。芒硝经风化失去结晶水而成白色粉末称玄明粉（元明粉）。

【炮制方法】

1. 朴硝

取芒硝的天然产品，加热溶解，滤过，除去泥沙及其他不溶性杂质，将滤液静置，析出结晶粗品。

2. 芒硝

取适量鲜萝卜，洗净，切成片，置于加热容器内，加入适量水煮透，捞出萝卜，再投入适量朴硝共煮，至全部溶化，取出，滤过或澄清以后取上清液，放冷，待结晶大部分析出后，取出，置于避风处适当干燥，即得。其结晶母液经浓缩后可继续析出结晶，直至不再析出结晶为止。每 100 kg 朴硝，用萝卜 20 kg。

【质量要求】

朴硝为芒硝的粗制品。芒硝为棱柱状、长方体形或不规则块状及粒状，无色透明或类白色半透明，质脆，易碎，断面呈玻璃样光泽，气微，味咸。芒硝含硫酸钠（Na_2SO_4）不得少于99.0%，含重金属、砷盐均不得超过 0.001%。

【性味功能】

芒硝味咸、苦，性寒。归胃、大肠经。具有泻下通便、润燥软坚、清火消肿的功能。

【临床应用】

1. 用于积滞便秘

本品能泻下攻积，且性寒以清热，味咸以润燥软坚，对实热积滞、大便燥结者尤为适宜。常与大黄相须为用，以增强泻下通便作用，如大承气汤、调胃承气汤（《伤寒论》）。近来临床亦常用于胆石症腹痛、便秘者。

2. 用于咽痛、口疮、目赤、痈疮肿痛

本品外用有清热消肿作用。治咽喉肿痛、口舌生疮，可与硼砂、冰片、朱砂同用，如冰硼散（《外科正宗》），或以芒硝置西瓜中制成的西瓜霜外用；治目赤肿痛，可用芒硝置豆腐上化水或用玄明粉配制眼药水，外用滴眼；治乳痈初起，可用本品化水或用纱布包裹外敷；治肠痈初起，可与大黄、大蒜同用，捣烂外敷；治痔疮肿痛，可单用本品煎汤外洗。

3. 其他

本品外敷尚可回乳。

【用法用量】

6 ~ 12 g，一般不入煎剂，待汤剂煎得后，溶入汤剂中服用。外用适量。

【注意事项】

孕妇禁用，不宜与三棱同用。

【贮藏养护】

置干燥阴凉处，密闭。防潮、防风化。

甘　遂

【来源】

本品首载于《神农本草经》，为大戟科多年生草本植物甘遂的干燥块根。春季开花前或秋末茎叶枯萎后采挖，除去外皮，晒干。生用或醋制用。本品气微，味微甘而辣，有刺激性。主含甘遂萜酯 A、B，大戟酮，大戟二烯醇等萜类和甾类化合物。

炮制作用论述，"面煨熟用，以去其毒"（《本草纲目》）。

【炮制方法】

1. 生甘遂

取原药材，除去杂质，洗净，晒干，筛去灰屑。

2. 醋甘遂

取净甘遂，加米醋拌匀，闷透，置炒制容器内，用文火炒干，颜色加深，取出晾干。每 100 kg 甘遂，用米醋 30 kg。

【质量要求】

1. 生甘遂

生甘遂为椭圆形、长圆柱形或连珠形，长 1～5 cm，直径 0.5～2.5 cm。表面类白色或黄白色，凹陷处有棕色外皮残留。质脆，易折断，断面粉性，类白色，木部微显放射状纹理。气微，味微甘而辣。

2. 醋甘遂

醋甘遂形如甘遂，表面深黄色，偶有焦斑。略有醋气。

本品含水分不得超过 12.0%，总灰分不得超过 1.0%。醇溶性浸出物（热浸法）不得少于 18.0%。

【性味功能】

甘遂味苦，性寒；有毒。泄水逐饮。用于水肿胀满、胸腹积水、痰饮积聚、气逆喘咳、二便不利。

【临床应用】

1. 用于水肿、臌胀、胸胁停饮等证

本品泄水逐饮力峻，服药后可致连续泻下，使体内潴留水饮排出体外。可单用研末服，或与牵牛子等逐水退肿药同用，如二气汤；或与大戟、芫花为末，枣汤送服，如十枣汤。治水饮与热邪结聚所致的结胸证，可与大黄、芒硝等攻下药同用，如大陷胸汤。

2. 用于风痰癫痫

本品有泄水逐痰涎之功。可用甘遂为末，入猪心煨后，与辰砂末为丸服，如遂心丹。

3. 用于痈肿疮毒

本品有消肿散结作用。可用甘遂末水调外敷，亦可配伍使用。

4. 其他

现代用于治疗重型肠梗阻、肠腔积液较多者，常与大黄、厚朴、桃仁等同用，以增强泻下导滞的作用，如甘遂通结汤。

【用法用量】

煎服，0.5~1.5 g。本品有效成分难溶于水，故少以煎汤，炮制后多入丸散用。

【注意事项】

孕妇禁用，不宜与甘草同用。

【贮藏养护】

置于通风干燥处，防蛀。

商　陆

【来源】

本品为商陆科多年生草本植物商陆或垂序商陆的干燥根。野生栽培均有。商陆主产于河南、安徽、湖北等地；垂序商陆主产于山东、浙江、江西等地。秋季至初春采挖。切片，晒干或阴干。生用或醋炙用。

【炮制方法】

1. 商陆

取原药材，除去杂质，洗净，润透，切厚片，干燥。

2. 醋商陆

取商陆片，加米醋拌匀，闷润至透，置炒药锅内用文火加热，炒干，取出放凉。每100 kg商陆，用米醋30 kg。

【质量要求】

商陆为不规则的厚片，直径2~4 cm。表面淡棕黄色或淡黄棕色，有凹凸不平的棕色同心环纹；周边灰黄色或灰棕色，皱缩。质坚，气微，味稍甜，久嚼麻舌。醋商陆形如商陆片，黄棕色，略有醋气。

【性味功能】

1. 商陆

商陆味苦，性寒，有毒。归肺、脾、肾、大肠经。具有逐水消肿，通利二便，外用解毒散结的功能。

2. 生商陆

生商陆有毒，长于消肿解毒。多外敷治疗痈疽肿毒。

3. 醋商陆

醋商陆能降低毒性，缓和峻泻作用，长于逐水消肿。多用于水肿胀满。

【临床应用】

1. 用于水肿、臌胀、大便秘结、小便不利

本品有泻下利水作用，使水湿之邪从二便排出。可单用，或与泽泻、茯苓皮、槟榔等同用，如疏凿饮子；亦可外用，以本品捣烂，入麝香少许敷脐部，利水而不伤肠胃。

2. 用于疮痈肿毒

本品有消肿散结作用。治疮痈肿毒初起者，可用鲜品，酌加食盐，捣烂外敷。

【用法用量】

煎服，3～9 g。外用鲜品捣烂或干品研末涂敷。

【注意事项】

孕妇禁用。

【贮藏养护】

置阴凉干燥处，防霉，防蛀。醋商陆密闭。

巴　豆

【来源】

本品为大戟科植物巴豆的干燥成熟果实。秋季果实成熟时采

收，堆置 2 ~ 3 天，摊开，干燥。

【炮制方法】

1. 生巴豆

取原药材，除净杂质，浸湿后用稠米汤或稠面汤拌匀，置日光下曝晒或烘裂，搓去皮，簸取净仁。

2. 巴豆霜

1）取净巴豆仁，碾烂或捣烂如泥，里层用多层吸油纸包裹，外层用布包严、加热微烘，压榨去油，反复数次，至松散成粉不再黏结成饼为度，取出碾细。

2）先在锅内放入干净细砂，后将巴豆入锅炒至褐色时，趁热筛细砂；再用醋淬，同时有烟放出。烟尽后捞出研末成霜；其含油量仅 18.5%，符合《中国药典》规定。

3）稀释法，在稀释前于 110 ℃烘干去油，毒性即消失，易于控制含油量。质量要求：巴豆霜含油量应为 18% ~ 20%。

【质量要求】

1. 生巴豆

生巴豆呈略扁的椭圆形，长 10 ~ 15 mm，直径 6 ~ 8 mm。表面灰棕或棕色，外果皮薄而脆，内种皮有白色薄膜，油质。气微，味辛辣。水分不得超过 12%，药屑、杂质不得超过 3%。总灰分不得超过 5%，酸不溶性灰分不得超过 1%，含脂肪油不得少于 22%。

2. 巴豆霜

巴豆霜为松散状粉末，淡黄色，气微，性滞腻，微显油性，味辛辣。水分不得超过 12%，药屑、杂质不得超过 3%，含脂肪油应为 18% ~ 20%。

【性味功能】

巴豆味辛，性热；有大毒。归胃、大肠经。具有峻下积滞、逐水消肿、豁痰利咽、蚀疮的功能。生巴豆毒性强烈，仅供外用蚀疮。

【临床应用】

1. 用于寒积便秘

本品辛热，能峻下冷积，开通肠道闭塞。可单用巴豆霜装入胶囊服，或配大黄、干姜制丸服，适用于寒邪食积、阻结肠道所致的大便不通、腹满胀痛且病起急骤、气血未衰者，如三物备急丸（《金匮要略》）。

2. 用于腹水臌胀

本品峻泻，有较强的逐水退肿作用。用治腹水臌胀，可用巴豆配杏仁为丸服（《肘后备急方》）。近代用本品配绛矾、神曲为丸，即含巴绛矾丸，用治晚期血吸虫病肝硬化腹水。

3. 用于喉痹痰阻

治痰涎壅塞、胸膈窒闷、肢冷汗出之寒湿结胸者，配伍止咳平喘药，如《伤寒论》三物小白散，以之与贝母、桔梗同用。

4. 用于痈肿脓成未溃，疥癣恶疮

本品外用有蚀腐肉、疗疮毒作用。治痈肿成脓未溃者，常与乳香、没药、木鳖子等熬膏外敷，以蚀腐皮肤，促进破溃排脓；治恶疮，单用本品炸油，以油调雄黄、轻粉末，外涂疮面即可。

【用法用量】

0.1~0.3 g，多入丸散用；外用生品捣烂涂患处。

【注意事项】

炮制时必须戴橡皮手套，戴口罩，操作时，站上风处，以免皮肤、呼吸道接触中毒。制霜用过的纸，应妥善处理。炮制后用冷水洗手。孕妇禁用。不宜与牵牛子同用。

【贮藏养护】

贮干燥容器内，置阴凉干燥处。

火麻仁

【来源】

本品为桑科植物大麻的干燥成熟果实。秋季果实成熟时采收，除去杂质，晒干。

唐代有熬令香、蒸后熬令黄等法（《千金要方》）、炒法（《千金翼方》）。宋代增加发芽法（《重修政和经史证类备用本草》）。明代增加煅法（《医学入门》）。《中国药典》载有火麻仁和炒火麻仁。

炮制作用论述，"性生走熟守，生用破血利小便，捣汁治难产胎衣不下，熟用治崩中不止"（《本草求真》）。

【炮制方法】

1. 火麻仁

取原药材，除去杂质，筛去灰屑。用时捣碎。

2. 炒火麻仁

取净火麻仁，置炒制容器内，用文火加热，炒至有香气，呈微黄色，取出放凉。用时捣碎。

【质量要求】

1. 火麻仁

火麻仁为卵圆形或椭圆形，长 4～5 mm，直径 2.5～4 mm。表面灰绿色或灰黄色，有微细网纹，两侧有浅色棱线，顶端钝尖，基部有圆形微凹果柄痕。果皮薄而脆，易破碎，内有白色种仁。富油性，气微，味淡。

2. 炒火麻仁

炒火麻仁形如火麻仁，但有碎粒，表面淡黄色，微具焦香气，味淡。

【性味功能】

火麻仁味甘，性平。归脾、胃、大肠经。具有润肠通便的功能。

生火麻仁和炒火麻仁功用一致。

【临床应用】

用于肠燥便秘

本品甘平，质润多脂，能润肠通便，且又兼有滋养补虚作用。适用于老人、产妇及体弱津血不足的肠燥便秘证。通常多与其他润肠通便药同用，或与大黄、厚朴等配伍，以加强通便作用，如麻子仁丸。

【用法用量】

煎服，10~15 g，打碎入煎。

【贮藏养护】

置干燥容器内，密闭，置通风干燥处。防热、防蛀。

郁李仁

【来源】

本品为蔷薇科植物欧李、郁李或长柄扁桃的干燥成熟种子。前二种习称"小李仁"，后一种习称"大李仁"。夏、秋二季采收成熟果实，除去果肉及核壳，取出种子，干燥。

宋代有"汤浸去皮尖，微炒"（《太平圣惠方》）、焙法（《小儿药证直诀》）、酒浸、麸炒（《圣济总录》）、"汤去尖皮，熬紫色"（《普济本事方》）等炮制方法。元代用火炮（《世医得效方》）。明代沿用炒法外，又有蜜制（《医学入门》）、制霜（《仁术便览》）、陈皮炒（《证治准绳》）、面炒（《济阴纲目》）等法。清代亦沿用炒法，并增加了酒炒（《得配本草》）的方法。

【炮制方法】

1. 郁李仁

取原药材，除去杂质，用时捣碎。

2. 炒郁李仁

取净郁李仁，置炒制容器内，用文火加热，炒至深黄色并有香气逸出时，取出放凉，用时捣碎。

【质量要求】

1. 郁李仁

郁李仁呈卵形，长 5～7 mm，直径 3～5 mm。表面黄白色或浅棕色，一端尖，另一端钝圆。尖端一侧有线形种脐，圆端合点处向上具纵向脉纹。种皮薄，子叶 2 片，乳白色。富油性。气微，味微苦。其饮片水分不得超过 13%，药屑、杂质不得超过 3%。酸败度检查酸值不得超过 10，羰基值不得超过 3，过氧化值不得超过 0.05，其含苦杏仁苷（$C_{20}H_{27}NO_{11}$）不得少于 2%。

2. 炒郁李仁

炒郁李仁形如郁李仁，表面深黄色，断面浅黄色，有香气。其生粒、糊粒不得超过 2%，饮片水分不得超过 13%，药屑、杂质不得超过 1%。

【性味功能】

郁李仁味辛、苦、甘，性平。可润燥滑肠、下气、利水。用于津枯肠燥、食积气滞、腹胀便秘、水肿、脚气、小便不利。

【临床应用】

1. 用于肠燥便秘

本品味多辛、苦，质润多脂，润肠通便作用类似火麻仁而较强，且润中兼可行大肠之气滞，多用于大肠气滞、肠燥便秘之证。常与柏子仁、杏仁、桃仁等同用，如五仁丸。

2. 用于水肿胀满及脚气水肿

本品能利水消肿，可与桑白皮、赤小豆等利水消肿药同用。

【用法用量】

煎服，6～10 g，用时捣碎。

【注意事项】

孕妇慎用。

【贮藏养护】

贮干燥容器内，密闭，置通风干燥处，防蛀。

番泻叶

【来源】

本品为豆科植物狭叶番泻或尖叶番泻的干燥叶。均系栽培。我国广东、云南等地有栽培。狭叶番泻叶在开花前摘取叶，阴干。尖叶番泻叶在果实成熟时，剪下枝条，摘取叶片，干燥。药材以干燥、叶形狭尖、片大、完整、色绿、梗小、无泥沙者为佳。

【炮制方法】

取原药材，除去枝梗及杂质，筛去灰屑。

【质量要求】

本品为完整或破碎的叶片；呈披针形或长卵形，长 20～40 mm，全缘，叶端尖。表面黄绿色或淡绿色，背面淡黄绿色或灰绿色，质薄易碎。气微弱而特殊，味苦。其饮片水分不得超过 10%，药屑、杂质不得超过 6%，含总番泻苷以番泻苷 B（$C_{42}H_{38}O_{20}$）计不得少于 2.5%。

【性味功能】

番泻叶味甘、苦，性寒。泻热、行滞、通便、利水。用于热结积滞、便秘腹痛、水肿胀满。

【临床应用】

1. 用于热结便秘

本品味甘、苦，性寒，泻热导滞作用类似大黄，但缓于大黄，适用于热结便秘，亦可用于习惯性便秘及老年便秘，大多单味泡服，如番泻叶袋泡茶。其泻下通便之效，随用量而变化，小剂量可起缓泻作用，大剂量则可致峻下。

2. 用于腹水肿胀

本品能泻下行水消胀，用于腹水肿胀，单味泡服，或与牵牛子、大腹皮同用。

【用法用量】

3～9 g。入煎剂宜后下，或开水泡服。

【注意事项】

孕妇慎用。

【贮藏养护】

贮干燥容器内，密闭，置通风干燥处，避光。

芦 荟

【来源】

本品为百合科多年生肉质草本植物库拉索芦荟及好望角芦荟或其他同属近缘植物叶的汁液的浓缩干燥物。库拉索芦荟习称"老芦荟"，主产于非洲及我国广东、广西、福建等地；好望角芦荟习称"新芦荟"，主产于非洲南部。全年可采收加工。切成小块，生用。

【炮制方法】

割取植物的叶片，收集流出的汁液，置锅内熬成稠膏，倾入容器，冷却凝固，即得。

【性味功能】

芦花味苦，性寒。归肝、胃、大肠经。具有泻下通便、清肝、杀虫之功。

【临床应用】

1. 用于热结便秘

本品既能泻下通便，又能清肝除热，尤宜于热结便秘，兼有肝火偏盛，症见烦躁失眠者，常与朱砂同用，如更衣丸。

2. 用于肝经实火证

本品有较好的清肝灭火作用。适用于肝经火盛而便秘溲赤、头晕头痛、烦躁易怒、惊痫抽搐等症。常与龙胆、栀子、青黛等同用，如当归龙荟丸。

3. 用于小儿疳积

本品既能泻下、清肝，又能杀虫疗疳。治虫积腹痛、面色萎黄、形瘦体弱的小儿疳积证，可与健脾、驱虫药配伍应用。

4. 其他

取芦荟杀虫之效，可外用治疗癣疮。

【用法用量】

2～5 g，水煎服。外用适量，研末敷患处。

本品有泻下作用，其作用部位在结肠和直肠，伴有显著腹痛和盆腔充血。用量过大可引起消化道功能紊乱及肾脏损害，出现恶心、呕吐、呕血、腹痛、腹泻、血便、里急后重，肾脏损伤时可出现少尿、蛋白尿，孕妇可致流产。

【注意事项】

本品常用量是安全的，若过量可导致中毒等不良反应。脾胃虚寒及孕妇禁用。不宜作堕胎药服用，以免中毒。

第四节 祛风湿药

威灵仙

【来源】

本品为毛茛科植物威灵仙、棉团铁线莲或东北铁线莲的干燥根及根茎。秋季采挖，除去泥沙，晒干。

宋代有酒浸焙（《苏沈良方》）、酒拌九蒸九曝、酒洗（《重修政和经史证类备用本草》）、麸炒、米泔浸焙（《圣济总录》）。金元时期有酒炒（《丹溪心法》）、炒制（《儒门事亲》）等。明代增加了醋煮制（《普济方》）。清代有醋酒童便俱可炒用（《得配本草》）等。《中国药典》载有威灵仙；《全国中药炮制规范》还载有酒威灵仙。

【炮制方法】

1. 威灵仙

取原药材，拣净杂质，洗净，润透，切段或厚片，干燥。筛去碎屑。

2. 酒威灵仙

取净威灵仙段或片，加入定量黄酒拌匀，稍闷润，待酒被吸尽后，置炒制容器内，用文火加热，炒干，取出，晾凉。筛去碎屑。每 100 kg 威灵仙段或片，用黄酒 10 kg。

【质量要求】

1. 威灵仙

威灵仙为细条形小段或不规则厚片。周边黑褐色或棕黑色，有细纵纹，有的皮部脱落，露出黄白色木部。片面皮部灰黄色，有空隙，中心黄白色，略呈方形。质硬脆，易折断。气微，味微苦。

2. 酒威灵仙

酒威灵仙表面呈黄色或微黄色，微有酒香气。

【性味功能】

威灵仙味辛、咸，性温。归膀胱经。具有祛风湿、通经络的功能。

【临床应用】

1. 用于风湿痹痛

本品辛温通利，性善走，通行十二经，有祛风湿、通经络、止痹痛之功，为治风湿痹证之要药。凡风湿痹痛、肢体麻木、筋脉拘挛、屈伸不利，无论上下皆可应用，尤宜于风邪偏盛、拘挛掣痛者。可单用为末，酒调服，或配伍羌活、独活、秦艽等。

2. 用于骨鲠咽喉

本品咸能软坚而消骨鲠，可单用或与砂糖、醋煎后慢慢咽下。用治跟骨骨刺、足跟痛，配伍羌活、独活、红花等，醋煎熏洗。

3. 其他

本品有通经络止痛之功，可治跌打伤痛、头痛、牙痛、胃脘痛等；并能消痰逐饮，用于痰饮、噎膈、痞积。

【用法用量】

煎服，6~9 g。外用适量。

【注意事项】

本品辛散走窜，气血虚弱者慎服。亦有少数地区将威灵仙的地上部分作威灵仙使用。

【贮藏养护】

置阴凉干燥处，酒威灵仙密闭。

豨莶草

【来源】

为菊科植物豨莶、腺梗豨莶或毛梗豨莶的干燥地上部分。我国大部分地区有产，以湖南、湖北、江苏等地产量较大。夏、秋二季花开前及花期均可采割，除去杂质，晒干。切段，生用或黄酒蒸制用。

【炮制方法】

1. 豨莶草

取原药材，除去残根、老梗等杂质，先抖下叶另放，下半段略浸，上半段喷潮，润透，再与叶一起切短段，干燥。

2. 酒豨莶草

取豨莶草段，用黄酒拌匀，闷润至透，置蒸药器具内，蒸 8 小时，闷过夜，呈黑色，取出，晒干。每 100 kg 豨莶草，用黄酒 20 kg。

【质量要求】

豨莶草为不规则的小段，茎、叶、花混合。茎略显方柱形，中空，表面灰绿色、黄棕色或紫棕色，有纵沟，被灰色柔毛。叶片暗绿色至黑绿色，具白色毛茸，多皱缩卷曲。质坚。气微，味微苦。酒豨莶草形同豨莶草段，表面褐绿色至黑绿色或黑褐色，微具酒香气。

【性味功能】

豨莶草味辛、苦，性寒。可祛风湿、利关节、解毒。用于风湿痹痛、筋骨无力、腰膝酸软、四肢麻痹、半身不遂、风疹湿疮。

【临床应用】

1. 用于风湿痹痛、肢体麻木、半身不遂

本品善祛经络间风湿而通痹止痛。生用性寒，善治湿热痹痛，常与臭梧桐同用，即豨桐丸；制用寒性大减，多用治风寒湿痹或中风半身不遂等，单用酒蒸为丸，温酒吞服，即豨莶丸。

2. 用于疮疡肿毒、湿疹瘙痒

内服外用均可。

3. 其他

本品能降压，可用于高血压病。

【用法用量】

煎服，9 ~ 12 g。

【贮藏养护】

置通风干燥处。

桑　枝

【来源】

本品为桑科落叶乔木植物桑的干燥嫩枝。全国大部分地区均产，主产于江苏、河南、山东等地。春末夏初采收，去叶晒干，或趁鲜切片晒干。生用，或炒至微黄用。

【炮制方法】

1. 桑枝

取原药材，除去杂质，稍浸洗净，润透，切薄片，晒干。筛去碎屑。

2. 酒桑枝

取桑枝片，加入定量的黄酒拌匀，待酒被吸尽后，置炒制容器内，用文火加热，炒至黄色，取出晾凉。筛去碎屑。每 100 kg 桑枝片，用黄酒 12 kg。

3. 炒桑枝

取桑枝片，置炒制容器内，用文火加热，炒至微黄色，取出晾凉。筛去碎屑。

【质量要求】

1. 桑枝

桑枝为椭圆形斜薄片，俗称瓜子片，片厚 1～2 mm，片面黄白色，呈放射状纹理，中心有髓，白色，海绵状，周边灰黄色或黄褐色。质坚韧。气微，味淡。

2. 酒桑枝

酒桑枝表面呈黄色，略带焦斑，稍有酒气。

3. 炒桑枝

炒桑枝表面微黄色，偶有焦斑。

本品醇溶性浸出物（热浸法）不得少于 3.0%。

【性味功能】

桑枝味微苦，性平。可祛风湿、利关节。用于肩臂、关节酸痛麻木。

【临床应用】

1. 用于风湿痹证

本品性平，祛风湿而善达四肢经络、关节。凡痹证新久、寒热者均可应用，尤宜于风湿热痹，肩臂、关节酸痛麻木者，《普济本事方》及《景岳全书》中桑枝均单味服用，但因单用力弱，多随寒热新久之不同，配伍其他药物应用，偏寒者，配散寒通络药，如桂枝、威灵仙等；偏热者，配清热通络药，如络石藤、忍冬藤等；偏气血虚者，配补虚通络药，如黄芪、鸡血藤、当归等。若治风毒引起的手足疼痛、皮肤不仁，以其与柳枝、杉枝、槐枝等配伍，煎汤外洗，如《太平圣惠方》桑枝汤。现代研究报道，本品有抗炎作用，临床以之配伍苍术、黄柏、萆薢等燥湿清热药，治疗风湿性和类风湿性关节炎、强直性脊柱炎、痛风、骨关节炎等证属湿热痹者，如湿热痹颗粒；若证属肝肾不足、风湿痹阻者，则配伍杜仲、续断、骨碎补等补肝肾药，如杜仲壮骨丸。

2. 其他

本品尚能利水，治水肿；祛风止痒，治白癜风、皮疹瘙痒；生津液，治消渴。

【用法用量】

煎服，9～15 g，外用，适量。

【贮藏养护】

置通风干燥处，防霉。

乌梢蛇

【来源】

本品为游蛇科动物乌梢蛇除去内脏的干燥体。夏、秋二季捕捉，捕得后，剖腹除去内脏，卷成圆盘形，干燥。

唐代有炙去头尾，取肉炙过（《外台秘要》）的制法。宋代增加了酒炙制、醋制（《太平圣惠方》）、酒焙制（《小儿药证直诀》）、酒煨制、酥制、药汁制（《圣济总录》）、酒煮制（《扁鹊心书》）、烘制（《重修政和经史证类备用本草》）等炮制方法。明代有焙制（《普济方》）、生用（《景岳全书》）的方法。清代又增加了酒蒸（《本草述》）、清蒸制（《握灵本草》）的方法。此时，其炮制方法已达16种之多。

【炮制方法】

1. 乌梢蛇

取原药材，除去头及鳞片，切寸段。

2. 乌梢蛇肉

取净乌梢蛇，去头及鳞片后，用黄酒闷透，取出，除去皮骨，干燥。每 100 kg 净乌梢蛇，用黄酒 20 kg。

3. 酒乌梢蛇

取净乌梢蛇段，用定量黄酒拌匀，闷润至酒被吸尽后，置于温度适宜的热锅内，用文火炒干，取出，晾凉。每 100 kg 净乌梢蛇段，用黄酒 20 kg。

【质量要求】

1. 乌梢蛇

乌梢蛇呈段状，表面黑褐色或绿黑色，无光泽，切面黄白色或淡棕色，质坚硬，气腥，味淡。

2. 乌梢蛇肉

乌梢蛇肉呈段片状，无皮骨，肉厚柔软，黄白色或灰黑色，质韧，气微腥，略有酒气。

3. 酒乌梢蛇

酒乌梢蛇棕褐色或黑色，略有酒气。

【性味功能】

乌梢蛇味甘，性平。归肝经。具有祛风、通络、止痉的功能。

【临床应用】

1. 用于风湿顽痹、中风半身不遂

本品性走窜，能搜风邪、透关节、通经络，常用于风湿痹证及中风半身不遂，尤宜于风湿顽痹，日久不愈者。常配全蝎、天南星、防风等，治风痹之手足缓弱、麻木拘挛、不能伸举，如乌蛇丸（《太平圣惠方》）；或制酒饮，以治顽痹瘫痪、挛急疼痛，如乌蛇酒（《本草纲目》）。治中风之口眼㖞斜、半身不遂，宜配通络、活血之品。

2. 用于小儿惊风、破伤风

本品能入肝祛风以定惊搐，治小儿急慢惊风，可与麝香、皂荚等同用，如乌蛇散（《卫生家宝》）；治破伤风之抽搐痉挛，多与蕲蛇、蜈蚣配伍，如定命散（《圣济总录》）。

3. 用于麻风、疥癣

本品善祛风而能止痒，配白附子、大风子、白芷等，以治麻风，如乌蛇丸（《秘传大麻风方》）；配枳壳、荷叶，可治干湿癣证，如三味乌蛇散（《圣济总录》）。

4. 其他

本品又可治瘰疬、恶疮。

【用法用量】

9～12 g，煎服，浸酒或入丸、散。

【注意事项】

血虚生风者忌用。

【贮藏养护】

置干燥处。防霉、防蛀。

蕲　蛇

【来源】

本品为蝰科动物五步蛇的干燥体。多于夏、秋二季捕捉，剖开蛇腹，除去内脏，洗净，用竹片撑开腹部，盘成圆盘状，干燥后拆除竹片。

南北朝刘宋时代有苦酒酥炙（《雷公炮炙论》）法。宋代有酥制、酒浸炙、酒浸去皮骨、炙微黄（《太平圣惠方》）、酒浸焙（《三因极一病证方论》）等法。明代有酒醋制（《普济方》）、砂土炒（《增补万病回春》）、炙制（《外科正宗》）、焙制（《医学纲目》）的方法。清代有酒浸酥炙焙（《本经逢原》）等炮制方法。此时，其炮制方法有10余种。

炮制作用论述，"头尾各有大毒，中段以酒浸过，骨刺须远弃之"（《嵩厓尊生全书》），"皮骨尤毒，宜去净"（《本草分经》）。

【炮制方法】

1. 蕲蛇

取原药材，除去头、鳞片，切成寸段，筛去灰屑。

2. 蕲蛇肉

取原药材，去头，用黄酒润透后，除去鳞、骨，干燥。每100 kg 蕲蛇，用黄酒 20 kg。

3. 酒蕲蛇

取净蕲蛇段，加黄酒拌匀，闷透，置锅内，用文火加热，炒至黄色，取出晾凉，筛去灰屑。每 100 kg 蕲蛇，用黄酒 20 kg。

【质量要求】

1. 蕲蛇

蕲蛇呈小段状，表面黑褐色或浅棕色，有鳞片痕。近腹部呈灰白色，内面腹壁黄白色，可见脊椎骨或肋骨。气腥，味微咸。

2. 蕲蛇肉

蕲蛇肉呈小段片状，黄白色，质较柔软，略有酒气。

3. 酒蕲蛇

酒蕲蛇表面色泽较深，略有酒气。用稀乙醇做溶剂热浸法醇溶性浸出物测定不得少于 10.0%。以身干、个大、头尾齐全、花纹斑点明显者为佳。

【性味功能】

蕲蛇味甘、咸，性温；有毒。归肝经。祛风、通络、止痉。

【临床应用】

1. 用于风湿顽痹、中风半身不遂

本品具走窜之特性，能内走脏腑，外达肌表，透骨搜风以祛内、外之风邪，为祛风通络之要药。故凡风湿痹证无不宜之，尤善于治风湿顽痹，经络不通，麻木拘挛以及中风口眼㖞斜、半身不遂，常与活血养营、祛风通络药配伍，如《濒湖集简方》世传白花蛇酒，以之与防风、天麻、当归等同用。现代研究报道，本品具有明显的镇痛、抗血栓作用，临床以蕲蛇蛇毒制剂治疗缺血性脑卒中恢复期、各种类型闭塞性血管病、血管神经性头痛、周围神经痛等。亦以之配伍乌梢蛇、地龙、天麻等祛风通络药，治疗卒中后遗症伴有半身不遂及缺血性脑卒中恢复期肢体麻木、疼痛者，如活络丸、大活络丸等；或配伍马钱子等活血通络药，治疗风湿性关节炎、类风湿性关节炎、骨关节炎等证属风寒湿痹、瘀血阻滞者，如通痹片；或配伍杜仲、肉桂、红花等补肝肾强筋骨、活血和营药制酒服，治疗重症肌无力属于肝肾不足、瘀血阻滞者，如金钱白花蛇酒。

2. 用于小儿惊风、破伤风

本品既能祛外风，又能息内风，为治抽搐痉挛之常用药。治小儿急、慢惊风，破伤风之抽搐痉挛，多与息风止痉药配伍，如《圣济总录》定命散，即本品与乌梢蛇、蜈蚣同用。

3. 用于麻风、疥癣

本品能祛风止痒，兼能以毒攻毒。故风毒之邪壅于肌肤亦为常用，每与其他祛风止痒药配伍以增强疗效。如治麻风，《秘传大麻风方》追风散，以其与蝉蜕、皂角刺等配伍；治疥癣，《医垒元戎》祛风膏，以之与荆芥、薄荷、天麻等同用。

4. 其他

本品有毒，能以毒攻毒，可治瘰疬、梅毒、恶疮。

【用法用量】

3～9 g，煎服，或入丸、散，浸酒。

【贮藏养护】

贮存于石灰缸内，或与花椒共贮，或喷少许酒精，密闭，置通风干燥处。防霉、防蛀。

雷公藤

【来源】

本品首载于《本草纲目拾遗》，为卫矛科藤本植物雷公藤的根或根的木质部。主产于福建、浙江、江苏等地。秋季采收，切厚片，生用。本品气微、特异，味苦、微辛。主要含生物碱，如雷公藤碱、雷公藤宁碱、雷公藤春碱等；二萜类，如雷公藤甲素、雷公藤乙素、雷公藤丙素、雷公藤内酯等；三萜类，如雷公藤红素等成分。

【炮制方法】

雷公藤取原药材，除去杂质，洗净，润透后切片，干燥。筛去碎屑。

片呈类圆形，厚 2～4 mm，根的内皮呈橙黄色。

【性味功能】

雷公藤味苦、辛，性寒。有大毒。可祛风湿、活血通络、消肿止痛、杀虫解毒。用于风湿顽痹、麻风、顽癣、湿疹、疥疮、疔疮肿毒。

【临床应用】

1. 用于风湿顽痹

本品能缓解肢体关节疼痛及拘挛等症状，药力颇强，为治风湿顽痹之要药。尤宜于关节红肿热痛、肿胀难消、晨僵、功能受限，甚至关节变形者。单用即效，内服或外敷均可。亦可入复方，常与威灵仙、独活、防风等同用，并宜配伍黄芪、党参、当归、鸡血藤等补气养血药，以防久服而克伐正气。近年用于风湿性关节炎、类风湿性关节炎及坐骨神经痛等，能改善功能活动，减轻疼痛，效果较好。

2. 用于麻风、顽癣、湿疹、疥疮

本品苦燥以除湿止痒、杀虫攻毒，对多种皮肤病皆有良效。治麻风病，可单用煎服，或配金银花、黄柏、当归等；治顽癣等可单用，或随症配伍防风、荆芥、刺蒺藜等祛风止痒药内服或外用。

3. 用于疔疮肿毒

本品既能清热解毒，又能以毒攻毒、消肿止痛。治热毒痈肿疔疮者，常与攻毒消疮之蟾酥配伍应用。现代研究报道，雷公藤有抗细菌、真菌及杀虫作用，以本品制成的雷公藤片、雷公藤多苷片，临床可用于治疗玫瑰糠疹，播散性神经性皮炎，Ⅰ型、Ⅱ型麻风反应，带状疱疹等。

4. 其他

现代研究报道，雷公藤作为强免疫抑制剂，对特异性免疫及非特异性免疫功能均有抑制作用，可用于一些免疫功能紊乱疾病，如器官移植后的急性排斥反应、肾小球肾炎、肾病综合征、特发性 IgA 肾病、红斑狼疮、硬皮病、银屑病、副银屑病等，如雷公藤片、雷公藤多苷片。

【用法用量】

煎服，10～25 g（带根皮者减量），文火煎 1～2 小时；研粉，每日 1.5～4.5 g。

【注意事项】

本品有大毒，内服宜慎。内脏有器质性病变及白细胞减少者慎服，孕妇忌用。

【贮藏养护】

置阴凉干燥处。

第八章 各 论

独 活

【来源】

本品为伞形科植物重齿毛当归的干燥根。春初苗刚发芽或秋末茎叶枯萎时采挖，除去须根及泥沙，烘至半干，堆置2~3天，发软后，再烘至全干。

南北朝刘宋时代有淫羊藿制（《雷公炮炙论》）的方法。明代增加了盐水浸焙（《普济方》）、炒制（《外科理例》）、焙制（《本草纲目》）、酒洗（《增补万病回春》）等方法。清代又增加了酒炒（《串雅外编》）、酒浸（《妇科玉尺》）等炮制方法。

【炮制方法】

独活取原药材，除去杂质，抢水洗净，沥干，润透后切厚片，晒干，或低温烘干，筛去灰屑。

【质量要求】

独活片呈不规则圆形，厚2~4 mm，片面黄白色，可见多数散在的棕色油点，形成层环棕色，木质部黄棕色。香气特异，味苦、辛，微麻舌。

本品总灰分不得超过8.0%。醚溶性浸出物不得少于3.0%。按干燥品计算，含蛇床子素（$C_{15}H_{16}O_3$）不得少于0.5%。

【性味功能】

独活味辛、苦，性微温。可祛风除湿、通痹止痛，用于风寒湿痹、腰膝疼痛、少阴伏风头痛。

【临床应用】

1. 用于风寒湿痹痛

本品善祛风湿、散寒而通痹止痛。虽为治风寒湿痹常用药，但尤以下部寒湿之腰膝酸痛用之为宜。治风盛之行痹或寒盛之痛痹，常与附子、乌头、防风等散寒祛风药同用；治肾气虚弱、当风受冷所致的偏枯冷痹、腰膝冷痛、酸软麻木或屈伸不利，常与桑寄生、杜仲、防风等补肝肾、祛风湿药配用，如独活寄生汤。

2. 用于头风头痛、风寒表证及表证夹湿

本品除能散风祛湿止痛外，还能发汗解表。治头风头痛，常与白芷、藁本、川芎等祛风止痛药同用；治风寒表证或风寒表证夹湿，多与羌活、防风、荆芥等解表散寒胜湿药同用，如荆防败毒散。

3. 其他

独活祛风湿之功，亦治皮肤瘙痒，内服或外洗皆可。

【用法用量】

煎服，3~9 g。

【注意事项】

独活为辛散湿燥之品，阴盛血燥及风寒湿邪而属气血不足之证禁用。

【贮藏养护】

置干燥处，防霉、防蛀。

川　乌

【来源】

本品为毛茛科植物乌头的干燥母根。6 月下旬至 8 月上旬采挖，分开子根（附子），除去须根及泥沙，晒干。

汉代有熸灰火炮炙、蜜煮（《金匮要略》）法。唐代有熬（《千金要方》）、烧作灰（《经效产宝》）、火煨、米炒、醋煮（《仙授理伤续断秘方》）等法。宋代增加了微炒、黑豆煮、酒浸、酒拌炒、童便制（《太平圣惠方》）、盐炒（《博济方》）、酒煮（《苏沈良方》）、黑豆同炒、盐煮炒（《圣济总录》）、蚌粉炒制、乌豆蒸（《太平惠民和剂局方》）、煅存性（《小儿卫生总微方论》)、牡蛎粉炒制、米泔浸后麸炒制（《三因极一病证方论》)、麻油煎令黄（《类编朱氏集验医方》)、姜汁浸、童便浸后姜炒（《扁鹊心书》）等方法。元代有土制（《丹溪心法》）法。明清时期又增加了酒和童便制、盐姜制、面炒制、蛤粉炒制、米泔浸（《普济方》)、盐酒浸（《医学纲目》)、酒醋制（《本草纲目》），并提出湿纸煨后酒煮且以入口不麻为度（《先醒斋医学广笔记》)、童便及浓甘草汤同煮汁尽为度（《医宗必读》)、草果蒸（《串雅外编》）等多种炮制方法。

【炮制方法】

1. 生川乌

取原药材，拣净杂质，洗净灰屑，晒干。

2. 制川乌

取净川乌，用水浸泡至内无干心，取出，加水煮沸 4～6 小时，或蒸 6～8 小时，至个大及实心者切开无白心，口尝微有麻舌感时，取出晾至六成干，切厚片，干燥。筛去碎屑。

【质量要求】

1. 生川乌

生川乌片型为不规则椭圆形，厚 2～4 mm。片面黑褐色，有光泽，略现花纹，质硬脆，气微，微有麻舌感。生品总灰分不得超过 9.0%，酸不溶性灰分不得超过 2.0%。

2. 制川乌

制川乌含酯型生物碱以乌头碱（$C_{34}H_{47}NO_{11}$）计，不得超过 0.15%，含生物碱以乌头碱（$C_{34}H_{47}NO_{11}$）计不得少于 0.20%。

【性味功能】

川乌味辛、苦，性热；有毒。生川乌有大毒。可祛风除温、温经止痛。用于风寒湿痹、关节疼痛、心腹冷痛、寒疝作痛、麻醉止痛。

【临床应用】

1. 用于风寒湿痹

本品辛热以升散苦燥，善于祛风除湿、温经散寒，有明显的止痛作用。为治风寒湿痹证之佳品，尤宜于寒邪偏胜之风湿痹痛。治寒湿侵袭所致历节疼痛、不可屈伸，常与散寒止痛药配伍，如《金匮要略》乌头汤，以之与麻黄、芍药、甘草等同用。若寒湿瘀血留滞经络，肢体、筋脉挛痛，关节屈伸不利，日久不愈，需与活血通络、散寒止痛药配伍，如《太平惠民和剂局方》活络丹，以本品与草乌、地龙、乳香等同用。现代研究报道，本品具有抗炎、镇痛及抑制免疫功能的作用，临床常以川乌单用或配伍红花、麻黄、桂枝、当归等，治疗风湿性关节炎、类风湿性关节炎、强直性脊柱炎、骨关节炎、骨质增生症等属于风寒湿痹、络脉瘀阻者，如风湿骨痛胶囊、寒湿痹颗粒。亦可配伍生草乌、细辛等制成东方活血膏外敷。

2. 用于心腹冷痛、寒疝疼痛、外伤瘀痛

本品散寒止痛之功显著。常用于阴寒内盛之心腹冷痛，跌打损伤瘀痛等。治心痛彻背、背痛彻心，常配伍温经散寒止痛之品，如《金匮要略》乌头赤石脂丸，以之与赤石脂、干姜、蜀椒等同用。治寒疝所致绕脐腹痛、手足厥冷，多与缓急止痛药配伍，如《金匮要略》大乌头煎，以之与蜂蜜同煎。治跌打损伤、骨折瘀肿疼痛，当配伍活血通络、疗伤止痛之品，如《跌损妙方》回生续命丹，以其与自然铜、地龙、乌药等同用。现代研究报道，本品具有明显的镇痛效应，临床配伍三七、断节参、白云参等，治疗外科、骨伤科痛症属于瘀血阻滞者，如虎力散。

3. 用于麻醉止痛

古方常以本品作为麻醉止痛药。如《医宗金鉴》整骨麻药方，其配伍生草乌、羊踯躅、姜黄等内服；《医宗金鉴》外敷麻药方，以之配生南星、蟾酥等外用。现代研究报道，本品具有镇痛及局部麻醉作用，临床以生川乌酒精浸出液，用于鼻腔、口腔、气管及食管等处黏膜麻醉。

【用法用量】

煎服，1.5～3 g。外用生品适量，研末敷患处。

【注意事项】

生品内服宜慎。处方写川乌应付炮制品。不宜与贝母类、半夏、白及、白蔹、天花粉、瓜蒌类及水牛角同用。孕妇忌服。

【贮藏养护】

置通风干燥处，防蛀。

防 己

【来源】

本品为防己科木质藤本粉防己或马兜铃科多年生缠绕草本广防己（木防己）的干燥根。粉防己主产于浙江、安徽、江西、湖北等地。广防己主产于广东、广西等地。秋季采挖。晒干，切片，生用。

【炮制方法】

防己取原药材，除去杂质，洗净，捞入筐内，润透后切厚片，干燥。筛去碎屑。

【质量要求】

片厚2～4 mm。片型为类圆形或破碎的厚片。周边颜色较深，切面灰白色，粉性。有稀疏的放射状纹理。气微，味苦。

本品含水分不得超过12.0%，总灰分不得超过4.0%，醇溶性浸出物（热浸法）不得少于5.0%。按干燥品计算，含粉防己碱（$C_{38}H_{42}N_2O_6$）和防己诺林碱（$C_{37}H_{40}N_2O_6$）的总量不得少于1.6%。

【性味功能】

防己味苦，性寒。可利水消肿、祛风止痛。用于水肿脚气、小便不利、湿疹疮毒、风湿痹痛、高血压。

【临床应用】

1. 用于风湿痹痛

偏湿热者，常与薏苡仁、蚕沙等同用，以增强祛风除湿之功，如宣痹汤。若用于风寒湿痹所致关节疼痛，可与温经散寒的肉桂、附子等同用，以增强散寒祛湿之功。

2. 用于水肿、小便不利、脚气

本品苦寒降利，能清热利水，善走下行而泄下焦膀胱湿热，尤宜于下肢水肿、小便不利者。常与黄芪、白术、甘草等配伍，用于风水脉浮，身重汗出恶风者，如防己黄芪汤（《金匮要略》）；若与茯苓、黄芪、桂枝等同用，可治一身悉肿、小便短少者，如防己茯苓汤（《金匮要略》）；与椒目、葶苈子、大黄合用，又治湿热腹胀水肿，即己椒苈黄丸（《金匮要略》）。治脚气足胫肿痛、重着、麻木，可与吴茱萸、槟榔、木瓜等同用；《本草切要》治脚气肿痛，则配木瓜、牛膝、桂枝、枳壳煎服。

3. 用于湿疹疮毒

本品苦以燥湿，寒以清热，治湿疹疮毒，可与苦参、金银花等配伍。

4. 用于高血压

本品有降血压作用，可用于高血压病。

【用法用量】

4.5~9 g，入汤剂。

【注意事项】

本品苦寒较甚，不宜大量使用，以免损伤胃气。食欲下降及阴虚无湿热者忌用。

【贮藏养护】

置通风干燥处。

伸筋草

【来源】

本品为石松科植物石松的干燥全草。主产于东北、华北、华中、西南各省。夏、秋二季茎叶茂盛时采收，除去杂质，晒干。切段，生用。

【炮制方法】

取本品除去杂质及细根，洗净，切段，晒干，筛去灰屑。

【质量要求】

本品段长 25～30 mm，黄绿色至淡黄棕色。质柔，不易折断，断面外层为浅黄绿色的皮部，内为黄白色木心。鳞叶条状披针形或条形，先端渐尖呈芒状，全缘。根外皮多脱落，露出黄色木心。

【性味功能】

伸筋草味微苦、辛，性温。可祛风除湿、舒筋活络。用于关节酸痛、屈伸不利。

【临床应用】

1. 用于风寒湿痹、肢软麻木

本品辛散、苦燥、温通，能祛风湿，入肝尤善通经络。治风寒湿痹所致关节酸痛、屈伸不利，多与羌活、独活、桂枝、白芍等配伍；若肢体软弱、肌肤麻木，宜与松节、威灵仙等同用。

2. 用于跌打损伤

本品辛能行散以舒筋活络、消肿止痛，治跌打损伤、瘀肿疼痛，多配苏木、土鳖虫、红花、桃仁等活血通络药，内服外洗均可。

【用法用量】

煎服，3～12 g。外用适量。

【贮藏养护】

置干燥处。

木　瓜

【来源】

本品为蔷薇科植物贴梗海棠的干燥近成熟果实。夏、秋二季果实绿黄色时采收，置沸水中烫至外皮灰白色，对半纵剖，晒干。

南北朝刘宋时代有乳汁拌蒸（《雷公炮炙论》）的方法。宋代有硫黄青盐制、盐蜜制、蒸制（《太平圣惠方》）、硇砂制、艾制（《博济方》）、焙制（《圣济总录》）、米盐制、童便酒制（《三因极一病证方论》）、酒浸焙干（《类编朱氏集验医方》）等炮制方法。明代有辰砂附子制（《奇效良方》）、酒洗（《增补万病回春》）、炒（《外科启玄》）等方法。清代用络石藤制（《霍乱论》）、姜制（《类证治裁》）、酒炒（《校注医醇剩义》）等炮制方法。

【炮制方法】

取原药材，除去杂质，洗净，略泡，蒸透，趁热切薄片，干燥，筛去灰屑。

【质量要求】

本品为类月牙形薄片，表面棕红色，有皱纹，周边红色或棕红色。气微香，味酸。其饮片水分不得超过15%，药屑、杂质不得超过2%。酸度：10 mL/g 时，水浸液 pH 值应为 3～4。总灰分不得超过5%，酸不溶性灰分不得超过0.6%，乙醇浸出物不得超过15%。

【性味功能】

木瓜味酸，性温。可平肝舒筋、和胃化湿。用于湿痹拘挛、腰膝关节酸重疼痛、吐泻转筋、脚气水肿。

【临床应用】

1. 用于风湿痹痛、筋脉拘挛、脚气肿痛

本品有较好的舒筋活络作用，且能去湿除痹，为治风湿顽痹、筋脉拘急之要药。治风湿痹痛，日久不愈，常与威灵仙、川芎、蕲蛇等祛风除湿止痹药配用；治筋急项强，不可转侧，常与乳香、没药等活血舒筋药配用，如木瓜煎；治脚气肿痛、冲心烦闷，常与吴茱萸、槟榔等散寒祛湿药配伍，如鸡鸣散。

2. 用于吐泻转筋

本品能除湿和中而止吐泻，舒筋活络而缓挛急，故为治湿浊中阻、升降失常之呕吐泄泻、腹痛转筋之要药。常与吴茱萸、半夏、黄连等同用，共奏化湿和中之效，如木瓜汤、蚕矢汤。

3. 其他

本品尚能消食生津，可用于津伤口渴、消化不良。

【用法用量】

煎服，6～9 g。

【贮藏养护】

贮干燥容器内密闭，置通风干燥处。防潮、防蛀。

第五节　利水渗湿药

茯　苓

【来源】

本品为多孔菌科真菌茯苓的干燥菌核。多于 7～9 月采挖，挖出后除去泥沙，堆置"发汗"后，摊开晾至表面干燥，再"发汗"，反复数次至现皱纹、内部水分大部散失后，阴干，称为"茯苓个"；或将鲜茯苓按不同部位切制，阴干，分别称为"茯苓皮"及"茯苓块"。

南北朝刘宋时代有去皮心神（《雷公炮炙论》）炮制方法。唐代有煮制（《新修本草》）。宋代增加了炒制（《博济方》）、乳拌制（《扁鹊心书》）。金元时期增加了蒸制（《儒门事亲》）、焙制（《世医得效方》）、酒浸（《汤液本草》）、面裹煨制（《卫生宝鉴》）等炮制方法。明代新增了砂仁蒸制（《外科正宗》）、乳炙制（《滇南本草》）、乳浸制、乳蒸制（《宋氏女科秘书》）、乳煮制（《寿世保元》）、酒蒸制（《景岳全书》）、酒洗法（《济阴纲目》）、米泔制（《普济方》）等炮制法。清代增加了雄黄制（《时病论》），乳、桂、酒、童便复制（《本经逢原》），肉桂合酒复制（《医学从众录》），酒煮法（《嵩厓尊生全书》），酒炒法，姜汁蒸制（《幼幼集成》），土炒法（《妇科玉尺》）等。此时，其炮制方法已有 20 余种。

【炮制方法】

1. 茯苓

将原药材洗净，削去皮，蒸至圆气，切片晒干。

2. 朱砂拌茯苓

取茯苓片用清水喷湿，加朱砂拌匀，至茯苓表面"挂衣"取出，晾干。

【质量要求】

本品含水分不得超过15.0%，总灰分不得超过5.0%，酸不溶性灰分不得超过1.0%。醇溶性浸出物（热浸法）不得少于15.0%。

【性味功能】

茯苓味甘、淡，性平。可除湿解毒、通利关节。用于湿热淋浊、带下、痈肿、瘰疬、疥癣、梅毒及汞中毒所致的肢体拘挛、筋骨疼痛。

【临床应用】

1. 用于水肿、小便不利

本品有良好的利水消肿作用，可用治寒热虚实各种水肿。治水肿、小便不利，多与猪苓、白术、泽泻等配伍，如五苓散；治脾肾阳虚水肿，常配附子、白术、生姜等，如真武汤；治水热互结、热伤阴津所致小便不利、水肿，可与滑石、猪苓、泽泻等同用，如猪苓汤。

2. 用于脾虚诸证

本品有健脾之功。治脾胃虚弱所致食少纳呆、体倦乏力、便溏等，配人参、白术、甘草，即四君子汤；治脾虚停饮、胸胁支满所致目眩心悸，常与桂枝、白术、甘草等同用，如苓桂术甘汤；治脾虚泄泻，多与人参、白术、山药等配用，如参苓白术散。

3. 用于心悸，失眠

本品能益心脾而宁心安神。治心脾两虚、气血不足之心悸怔忡、健忘失眠，常与黄芪、当归、远志等同用，如归脾汤；治水气凌心之心悸，常与桂枝、甘草、生姜等同用，如茯苓甘草汤。

【用法用量】

煎服，15～60 g。外用适量。

【注意事项】

肝肾阴虚者慎服。服药时忌茶。

【贮藏养护】

置阴凉干燥处，防潮。

薏苡仁

【来源】

本品为禾本科植物薏苡的干燥成熟种仁。秋季果实成熟时采割植株，晒干，打下果实，再晒干，除去外壳、黄褐色种皮及杂质，收集种仁。

南北朝时期有糯米炒盐汤煮的方法（《雷公炮炙论》）。宋代有微炒黄（《太平圣惠方》）。明代有盐炒（《医学入门》）。清代则有土炒（《本草述》）、姜汁拌炒（《本经逢原》）、拌水蒸透（《本草纲目拾遗》）等炮制方法。《中国药典》载有薏苡仁和麸炒薏苡仁。

【炮制方法】

1. 薏苡仁

取原药材，除去皮壳及杂质，筛去灰屑。

2. 炒薏苡仁

取净薏苡仁，置炒制容器内，用文火加热，炒至表面微黄色，略鼓起，取出晾凉。

3. 麸炒薏苡仁

取麸皮撒入热锅内，用中火加热至冒烟时，投入净薏苡仁，炒至表面黄色，微鼓起，取出，筛去麸皮，晾凉。每 100 kg 薏苡仁，用麸皮 10 kg。

【质量要求】

1. 薏苡仁

薏苡仁呈宽卵圆形或长椭圆形，长 4～8 mm，宽 3～6 mm。表面乳白色，光滑，偶有残存的黄褐色种皮。一端钝圆，另一端较宽而微凹，有一淡棕色种脐。背面圆凸，腹面有 1 条较宽而深的纵沟。质坚实，断面白色，粉性。气微，味微甜。

2. 炒薏苡仁

炒薏苡仁微鼓起，表面浅黄色。

3. 麸炒薏苡仁

麸炒薏苡仁微鼓起，表面黄色。

【性味功能】

薏苡仁味甘、淡，性凉。健脾渗湿、除痹止泻、清热排脓。用于水肿、脚气、小便不利、湿痹拘挛、脾虚泄泻、肺痈、肠痈；扁平疣。炒薏苡仁、麸炒薏苡仁，用于脾虚泄泻。

【临床应用】

1. 用于小便不利、水肿、脚气及脾虚泄泻等

本品甘补淡渗，功似茯苓。对于脾虚湿滞者尤为适用。若脾虚湿盛之水肿腹胀、食少泄泻、脚气浮肿等，多与茯苓、白术、黄芪等药配伍。又因其性偏凉，能清利湿热，亦可用于湿热淋证，如《杨氏家藏方》单用薏苡仁煎服，治疗砂石热淋。

2. 用于肺痈、肠痈

本品上清肺金之热，下利肠胃之湿，有清热排脓作用。治肺痈胸痛、咳吐脓痰，常配苇茎、冬瓜仁、桃仁等，即苇茎汤；治肠痈，可配附子、败酱草等，如薏苡附子败酱散。

3. 用于湿痹筋脉拘挛

本品有渗湿除痹作用，且其性寒，以治湿热痹痛为宜。治湿滞经络之风湿痹痛、筋脉拘挛、常配伍桂枝、苍术、当归等，如薏苡仁汤；治风湿热痹，常配伍防己、滑石、栀子等，如宣痹汤；治湿郁经络之身热身痛、汗出自利，可配竹叶、滑石、通草等，如薏苡竹叶散；治风湿身痛发热，可配麻黄、杏仁、炙甘草等，即麻黄杏仁薏苡甘草汤；治风湿日久之筋脉拘挛、水肿，用薏苡仁与粳米煮粥服，即薏苡仁粥；治湿温初起及暑温夹湿之全身疼痛，可配杏仁、白豆蔻、滑石等，如三仁汤。

【用法用量】

煎服，9～30 g。

【贮藏养护】

贮干燥容器内密闭，置通风干燥处，防蛀。

车前子

【来源】

本品为车前科植物车前或平车前的干燥成熟种子。夏、秋二季种子成熟时采收果穗，晒干，搓出种子，除去杂质。

宋代有酒浸（《圣济总录》）、微炒（《太平惠民和剂局方》）、焙制（《卫生家宝产科备要》）、酒蒸（《济生方》）等炮制方法。明代又增加了米泔水浸（《先醒斋医学广笔记》）和酒煮（《审视瑶函》）的方法。清代除沿用宋代方法外，又增加了酒炒（《医宗金鉴》）、青盐水炒（《幼幼集成》）等炮制方法。

【炮制方法】

1. 车前子

取原药材，除去杂质，筛去灰屑。

2. 盐车前子

取净车前子，置炒制器具内，用文火加热，炒至略有爆裂声时，均匀喷淋盐水，炒干，取出，晾凉，筛去碎屑。每 100 kg 净车前子，用食盐 2 kg。

3. 炒车前子

取净车前子，置炒制器具内，用文火加热，炒至略有爆裂声，并有香气逸出时，取出，晾凉，筛去碎屑。

【质量要求】

1. 车前子

车前子呈椭圆形、不规则长圆形或三角状长圆形，略扁。表面黄棕色至黑褐色，有细皱纹。质硬。气微，味淡。《中国药典》2020 版规定质量标准：总灰分不得超过 6.0%；酸不溶性灰分不得超过 2.0%；膨胀度不低于 4.0。

2. 盐车前子

盐车前子表面黑褐色或黄棕色，气微香，味微咸。总灰分不得超过 9.0%，酸不溶性灰分不得超过 3.0%；膨胀度不低于 5.0。

3. 炒车前子

炒车前子表面黑褐色或黄棕色，有香气。

【性味功能】

车前子味甘，性寒。归肾、肝、肺经。能利尿通淋、渗湿止泻、清肝明目、清肺化痰。

【临床应用】

1. 用于淋证、水肿

本品甘寒而利，善通利水道，清膀胱热结。治疗湿热下注于膀胱而致小便淋漓涩痛者，常与木通、滑石、瞿麦等清热利湿药同用，如八正散（《太平惠民和剂局方》）；治疗水湿停滞之水肿、小便不利，可与猪苓、茯苓、泽泻同用；若病久肾虚，腰重

脚肿，可与牛膝、熟地黄、山茱萸、肉桂等同用，如济生肾气丸
（《济生方》）。

2. 用于泄泻

本品能利水湿、分清浊而止泻，即利小便以实大便。尤宜于
小便不利之水泻，可单用本品研末，米饮送服；若脾虚湿盛泄
泻，可配白术同用；若暑湿泄泻，可与香薷、茯苓、猪苓等同
用，如车前子散（《杨氏家藏方》）。

3. 用于目赤肿痛、目暗昏花、翳障

车前子善清肝热而明目，故治目赤涩痛，多与菊花、决明子
等同用；若肝肾阴亏，两目昏花，则配熟地黄、菟丝子等养肝明
目药，如驻景丸（《太平圣惠方》）。

4. 用于痰热咳嗽

本品入肺经，能清肺化痰止咳。用治肺热咳嗽痰多，多与瓜
蒌、贝母、枇杷叶等清肺化痰药同用。

5. 其他

治疗高血压病，用本品煎汤代茶饮。

【用法用量】

9～15 g，包煎。

【贮藏养护】

贮干燥容器内，防潮；盐车前子，密闭，置于通风阴凉干
燥处。

泽　泻

【来源】

本品为泽泻科植物泽泻的干燥块茎。冬季茎叶开始枯萎时采
挖，洗净，干燥，除去须根及粗皮。

南北朝刘宋时代有酒浸法（《雷公炮炙论》）。宋代有酒浸后

炙（《圣济总录》）、微炒（《洪氏集验方》）、酒浸后蒸（《传信适用方》）等方法。元代有清蒸（《世医得效方》）法。明代增加了皂角水浸焙（《仁术便览》）、蒸焙（《外科启玄》）、煨制（《景岳全书》）、米泔水浸后蒸（《炮炙大法》）、米泔浸后炒（《先醒斋医学广笔记》）等方法。清代又增加了盐水拌（《本草备要》）、盐水炒焦（《幼幼集成》）、酒炒（《得配本草》）、酒拌（《本草求真》）、酒拌烘（《女科要旨》）等炮制方法。

炮制作用论述有"滋阴利水盐水炒"（《幼幼集成》）和"健脾生用或酒炒用"（《得配本草》）。

【炮制方法】

1. 泽泻

取原药材，除去杂质，大小分开，洗净，稍浸，润透，切厚片，干燥。筛去碎屑。

2. 盐泽泻

取净泽泻片，用盐水拌匀，闷润，待盐水被吸尽后，置预热适度的炒制容器内，用文火加热，炒至微黄色，偶见焦斑，取出晾凉。筛去碎屑。每100 kg泽泻片，用食盐2 kg。

3. 麸炒泽泻

将麸皮撒入预热适度的炒制容器内，用中火加热，待冒浓烟时投入泽泻片，不断翻动，炒至药物呈黄色，偶见焦斑，微有焦香气时取出，筛去麸皮，晾凉。每100 kg泽泻片，用麦麸10 kg。

【质量要求】

1. 泽泻

泽泻为圆形厚片，片面黄白色，有多数细孔，周边黄白色，有须根痕，质坚，粉性，味微苦。

2. 盐泽泻

盐泽泻表面微黄色，偶见焦斑，味微咸。

3. 麸炒泽泻

麸炒泽泻表面黄白，偶见焦斑，微有焦香气。

【性味功能】

泽泻味甘，性寒。归肾、膀胱经。可利小便、清湿热。

【临床应用】

1. 用于水肿、小便不利、泄泻

本品淡渗，其利水作用较强，治疗水湿停蓄之水肿、小便不利，常和茯苓、猪苓、桂枝配用，如五苓散（《伤寒论》）；泽泻能利小便而实大便，治脾胃伤冷、水谷不分、泄泻不止，与厚朴、苍术、陈皮配用，如胃苓汤（《丹溪心法》）；本品泄水湿，行痰饮，常治痰饮停聚、清阳不升之头目昏眩，与白术同用，如泽泻汤（《金匮要略》）。

2. 用于淋证、遗精

本品性寒，既能清膀胱之热，又能泄肾经之虚火，下焦湿热者尤为适宜。故用治湿热淋证，常与木通、车前子等药同用；治疗肾阴不足、相火偏亢之遗精、潮热，则与熟地黄、山茱萸、牡丹皮同用，如六味地黄丸（《小儿药证直诀》）。

此外，在滋阴药中常加本品，以泻相火而保真阴。治肾阴不足，相火偏亢之遗精盗汗、耳鸣腰酸，常与熟地黄、山茱萸、山药等同用，如六味地黄丸。

【用法用量】

5～10 g，入汤剂或中成药制剂。

【贮藏养护】

贮干燥容器内，密闭，置通风干燥处。防霉、防蛀。

第六节 化湿药

苍 术

【来源】

本品为菊科植物茅苍术或北苍术的干燥根茎。春、秋二季挖取根茎，除去茎叶、细根、泥土，晒干，撞去须根。药材以个大、质坚实、断面朱砂点多、香气浓者为佳。

唐代有米汁浸炒、醋煮；宋代以后有炒黄、米泔浸后麸炒、米泔浸后醋炒、皂角煮后盐水炒、米泔水浸后葱白罨再炒黄、米泔浸后盐炒、土炒、米泔水浸、椒炒、盐炒、酒煮、茴香炒、茱萸炒、猪苓炒、童便浸、东流水浸焙、米泔浸后乌头加川楝子同炒焦黄、酒醋浸炒、制炭、蒸法、露制、茱萸制、土米泔并制、姜汁炒、桑椹取汁制、米泔浸后牡蛎粉炒、米泔浸后黑豆蜜酒人乳并制、米泔浸后再用土、水浸并与脂麻粳米糠拌炒、九蒸九晒法、炒焦法、土炒炭法和烘制等方法。现行主要有炒焦、麸炒等炮制方法。《中国药典》2020 年版载有苍术、麸炒苍术。

【炮制方法】

1. 苍术

取原药材，除去杂质，用水浸泡，洗净，润透，切厚片，干燥。筛去碎屑。

2. 制苍术

取苍术片，用米泔水浸泡数小时，取出，置炒制容器内，用文火加热，炒干。筛去碎屑。

3. 麸炒苍术

先将锅烧热，撒入麦麸，用中火加热，待冒烟时投入苍术片，不断翻炒，炒至深黄色时，取出，筛去麦麸，放凉。每100 kg苍术片，用麦麸10 kg。

4. 焦苍术

取苍术片，置炒制容器内，用中火加热，炒至褐色时，喷淋少许清水，再用文火炒干，取出放凉，筛去碎屑。

【质量要求】

苍术为不规则的厚片，边缘不整齐，周边灰棕色，有皱纹、横曲纹，片面黄白色或灰白色，散有多数橙黄色或棕红色的油点（俗称"朱砂点"）以及析出白毛状结晶（习称"起霜"）。质坚实。气香特异，味微甘、辛、苦。制苍术表面黄色或土黄色。麸炒苍术表面黄色或焦黄色，香气较生品浓。焦苍术表面焦褐色，有焦香气。

【性味功能】

苍术味辛、苦，性温。归脾、胃、肝经。具有燥湿健脾、祛风散寒、明目的作用。生品温燥而辛烈，化湿和胃之力强，而且能走表祛风湿。麸炒后能缓和燥性，气变芳香，增强健脾燥湿的作用。炒焦后辛燥之性大减，以固肠止泻为主。

【临床应用】

1. 用于湿滞中焦证

本品有较强的燥湿健脾之功。治寒湿阻滞中焦、脾失健运之脘腹痞闷、呕恶食少、吐泻乏力及舌苔白腻等症最为适宜，并常与厚朴、陈皮等配伍，如平胃散。又可用于水湿、痰饮内停或湿热内蕴所致诸证，若为痰饮或湿溢水肿者，当配陈皮、茯苓、生姜皮等；若为湿热或湿温者，当配黄芩、黄连、滑石等；若为湿浊带下者，当配白术、茯苓、芡实等。

2. 用于痹证

本品辛散苦燥，长于祛湿，治痹证以湿胜者尤宜，常与祛风除湿药配伍，如《类证治裁》薏苡仁汤，以之与薏苡仁、独活等同用；若治湿热痹痛，每与清热泻火药配伍，如《普济本事方》白虎加苍术汤，以之与石膏、知母等同用。现代研究报道，本品有镇痛、抗炎作用，临床以之配黄柏、牛膝，治疗类风湿性关节炎、急性痛风性关节炎、骨性关节炎等属湿热者，如湿热痹颗粒。

3. 用于风寒夹湿之表证

本品辛香燥烈，既能开肌腠而发汗、祛散肌表风寒，又长于胜湿。用治风寒夹湿之表证最为适宜，常与散寒解表药配伍，如《太平惠民和剂局方》神术散，以之与羌活、白芷等同用。

4. 其他

本品含有维生素 A 样物质，尚能明目，治疗夜盲及角膜软化症，可单用，或与羊肝、猪肝同食。

【用法用量】

煎服，3～9 g。

【注意事项】

气虚发汗者及阴虚内热者忌服。

【贮藏养护】

置通风干燥处。防霉、防蛀。

砂 仁

【来源】

本品为姜科植物阳春砂、绿壳砂或海南砂的干燥成熟果实。夏、秋二季果实成熟时采收，晒干或低温干燥。

宋代有炒法（《普济本事方》）、"火煅存性"、焙法（《类编朱氏集验医方》)。明代增加了煨法（《婴童百问》）、酒炒（《先醒斋医学广笔记》）、姜汁拌（《遵生八笺》）等法。清代除沿用炒法和制炭外，增加了姜汁炒（《良朋汇集》）、盐水浸炒、熟地黄汁拌蒸、萝卜汁浸透后焙燥（《得配本草》）等炮制方法。

炮制作用论述，"安胎，带壳炒熟研用；阴虚者，宜盐水浸透炒黑用；理肾气，熟地汁拌蒸用；痰膈胀满，萝卜汁浸透焙燥用"（《得配本草》）。

【炮制方法】

1. 砂仁

取原药材，除去杂质及果柄，筛去灰屑，用时捣碎。

2. 盐砂仁

取净砂仁用盐水拌匀，闷透，置炒制容器内，用文火加热，炒干，取出放凉。用时捣碎。

【质量要求】

1. 砂仁

1）阳春砂呈椭圆形或卵圆形，有不明显的三棱，长 15～20 mm，直径 10～15 mm。表面棕褐色，密生刺状突起，基部常有果梗痕。果皮薄而软。种子集结成团，具三钝棱。种子为不规则的多面体，表面棕红色或暗褐色，有细皱纹，外被淡棕色膜质的假种皮，质硬，破开后可见灰白色种仁（胚乳）。气芳香而浓烈，味辛凉，微苦。其饮片水分不得超过 15%，药屑、杂质不得超过 3%，种子团含挥发油不得少于 3%（mL/g）。

2）海南砂呈椭圆形或卵圆形，有明显的三棱，表面被片状、分枝的短软刺，基部具果梗痕。果皮厚而硬。种子团较小。气味稍淡。其水分不得超过 15%，药屑、杂质不得超过 3%，种子团含挥发油不得少于 1%（mL/g）。

2. 盐砂仁

盐砂仁形如砂仁，色泽加深，味微咸。其生仁、糊仁不得超过 2%，水分不得超过 13%，药屑、杂质不得超过 1%。

【性味功能】

砂仁味辛，性温。能化湿开胃、温脾止泻、理气安胎。用于湿浊中阻、脘痞不饥、脾胃虚寒、呕吐泄泻、妊娠恶阻、胎动不安。

【临床应用】

1. 用于湿阻中焦及脾胃气滞证

本品辛散温通，气味芬芳，其化湿醒脾、行气温中之效均佳，古人曰其"为醒脾调胃要药"，故凡湿阻或气滞所致之脘腹胀痛等脾胃不和诸证常用，尤其是寒湿气滞者最为适宜。若湿阻中焦者，常与厚朴、陈皮、枳实等同用。若脾胃气滞，可与木香、枳实同用，如香砂枳术丸（《景岳全书》）；若脾胃虚弱之证，可配健脾益气之党参、白术、茯苓等，如香砂六君子汤（《太平惠民和剂局方》）。

2. 用于脾胃虚寒、吐泻

本品善温中暖胃以达止呕止泻之功，但其重在温脾。可单用研末吞服，或与干姜、附子等药同用。

3. 用于妊娠恶阻及胎动不安

本品能行气和中而止呕安胎。若妊娠呕逆不能食，可单用，如缩砂散（《济生方》），或与苏梗、白术等配伍；若气血不足、胎动不安者，可与人参、白术、熟地黄等配伍，以益气养血安胎，如泰山磐石散（《古今医统》）。

【用法用量】

3~6 g；用时应配壳砂，调剂时临时去壳，以免挥发油散失，影响疗效。捣碎。入煎剂宜后下。

【贮藏养护】

贮干燥容器内，密闭，置阴凉干燥处。

厚 朴

【来源】

本品为木兰科植物厚朴或凹叶厚朴的干燥干皮、根皮及枝皮。4~6月剥取根皮及枝皮直接阴干。干皮置沸水中微烫后，堆置阴湿处"发汗"至内表面变紫褐色时，再蒸软，取出，卷成筒状，干燥。药材以肉厚、内表面紫棕色、油性足、断面有小亮星、香气浓者为佳。

汉代有去皮炙（《伤寒论》）。唐代有姜汁炙（《经效产宝》）、生姜枣制、糯米粥制（《圣济总录》）。明代有炒、盐炒、煮制（《普济方》）、醋炙（《医学入门》）、酒浸炒（《医宗必读》）等。清代有醋炒（《医方集解》）等。《中国药典》载有厚朴和姜厚朴。

炮制作用论述，"味苦，不以姜制，则棘人喉舌"（《本草衍义》）。

【炮制方法】

1. 厚朴

取原药材，刮去粗皮，洗净，润透，切丝，晒干。

2. 姜厚朴

取厚朴丝，加姜汁拌匀，闷润至姜汁被吸尽，用文火炒干。或取定量生姜切片，加水煎汤，另取刮净粗皮的厚朴，扎成捆，置姜汤中，用文火加热共煮至姜汤吸尽，取出，切丝，干燥。每100 kg厚朴，用生姜10 kg。

【质量要求】

1. 厚朴

厚朴呈丝条状，宽3~5 mm。外表面黄棕色，内表面紫棕色或深褐色，较平滑。切断面颗粒性，有油性，有的可见多数小亮星，质坚硬。气香，味辛辣、微苦。

2. 姜厚朴

姜厚朴色泽加深，具姜的辛辣气味。

【性味功能】

厚朴味苦、辛，性温，归脾、胃、肺、大肠经，具有燥湿消痰、下气除满的作用。

姜厚朴可消除对咽喉的刺激性，并可增强宽中和胃的功效。

【临床应用】

1. 用于湿阻中焦、脘腹胀满

本品苦燥辛散，能燥湿，又下气除胀满，为消除胀满的要药。常与苍术、陈皮等同用，如平胃散（《太平惠民和剂局方》）。

2. 用于胃肠气滞证

本品长于行胃肠之气滞，为消胀除满之要药。治食积气滞、腹胀便秘者，常与泻下攻积药配伍，如《金匮要略》厚朴三物汤，以之与大黄、枳实同用；若热结便秘、腹满胀痛者，则以苦寒攻下药为主，辅以本品，如《伤寒论》大承气汤，以之配大黄、枳实、芒硝。

3. 用于痰饮喘咳

本品能燥湿消痰、下气平喘。治痰饮阻肺、肺气不降之咳喘胸闷者，可与降气化痰药配伍，如《太平惠民和剂局方》苏子降气汤，以之与苏子、陈皮、半夏等同用；若寒饮化热致胸闷气喘、喉间痰鸣辘辘、烦躁不安者，则与清肺平喘药配伍，如《金匮要略》厚朴麻黄汤，以之配麻黄、石膏、苦杏仁等；若宿有喘病，因外感风寒而发者，宜配伍散寒解表药，如《伤寒论》桂枝加厚朴杏子汤，以之与桂枝、苦杏仁等同用。

4. 其他

本品亦用于治疗梅核气证，常与燥湿化痰、行气散结药配伍，如《金匮要略》半夏厚朴汤，以之与半夏、茯苓、苏叶、生姜等同用。现代研究报道，本品有调节肠管运动、防治胃溃疡的作用，临床以之配苍术、陈皮、枳实等，治疗急慢性胃炎、消化不良、消化性溃疡等属湿阻中焦，或饮食积滞者，如御制平安丸。

【用法用量】

煎服，3～9 g。

【注意事项】

本品味辛、苦，性温，燥湿，多耗气伤津，故气虚津亏者及孕妇当慎用。

【贮藏养护】

置通风干燥处。

广藿香

【来源】

本品为唇形科植物广藿香的干燥地上部分。按产地不同分石牌广藿香及海南广藿香，枝叶茂盛时采割，日晒夜闷，反复至干。

【炮制方法】

取本品除去杂质，清水洗净，用竹筐沥干，润透后切段或切片，晒干。

【质量要求】

1. 藿香段

藿香段是由茎、叶混合的不规则小段，段长 5～10 mm。茎略成方形，外表灰褐色、灰黄色或带红棕色，被柔毛，茎有白色髓。叶皱缩而破碎，灰绿色、灰褐色或浅棕褐色，两面均被灰白色茸毛，边缘具不规则的钝锯齿。

2. 藿香梗

藿香梗为类方形厚片，中间髓部白色，周边棕色或灰褐色。杂质不得超过 2%，总灰分不得超过 11.0%，酸不溶性灰分不得超过 4.0%，叶不得少于 20%。乙醇浸出物不得少于 2.5%。

【性味功能】

广藿香味辛，性微温。可芳香化浊、开胃止呕、发表解暑。用于湿浊中阻、脘痞呕吐、暑湿倦怠、胸闷不舒、寒湿闭暑、腹痛吐泻、鼻渊头痛。

【临床应用】

1. 用于湿阻中焦

本品气味芳香，为芳香化湿浊要药。又因其性微温，故多用于寒湿困脾所致的脘腹痞闷、少食作呕、神疲体倦等症，常与苍术、厚朴等同用，如不换金正气散（《太平惠民和剂局方》）。

2. 用于呕吐

本品既能化湿，又能和中止呕。为治湿浊中阻所致呕吐之要药。常与半夏、丁香等同用，如藿香半夏汤（《太平惠民和剂局方》）。若偏于湿热者，配黄连、竹茹等；妊娠呕吐，配砂仁、苏梗等；脾胃虚弱者，配党参、白术等。

3. 用于暑湿或湿温初起

本品既能化湿，又可解暑。治暑月外感风寒、内伤生冷而致恶寒发热、头痛脘闷、呕恶吐泻属暑湿证者，配紫苏、厚朴、半夏等，如藿香正气散（《太平惠民和剂局方》）；若湿温病初起，湿热并重者，多与黄芩、滑石、茵陈等同用，如甘露消毒丹（《温热经纬》）。

4. 其他

本品还可用治表证、夹湿之证等。

【用法用量】

煎服，3 ~9 g。

【注意事项】

本品不易久煎。

【贮藏养护】

置阴凉干燥处，木箱存放。

第七节　温里药

干　姜

【来源】

本品为姜科植物姜的干燥根茎。冬季采挖，除去须根及泥沙，晒干或低温干燥。

【炮制方法】

1. 干姜

取原药材，除去杂质，略泡，洗净，润透，切厚片或块，干燥。

2. 炮姜

取净河砂，置预热适度的炒制容器内，用武火炒热，再加入干姜片或块，不断翻动，炒至鼓起，表面棕褐色，取出，筛去河砂，晾凉。

3. 姜炭

取干姜块，置预热适度的炒制容器内，用武火加热，炒至表面焦黑色，内部棕褐色，喷淋清水少许，熄灭火星，取出晾干，筛去碎屑。

【质量要求】

1. 干姜

干姜为不规则的厚片或丁块，表面灰黄色或浅灰棕色，切面黄白色，有明显的筋脉小点，显粉性，有特异香气，味辛辣。

2. 炮姜

炮姜为不规则膨胀的块状，表面棕黑色或棕褐色，内部深黄色，气香。

3. 姜炭

姜炭表面黑色，内部棕褐色，味苦、微辣。

《中国药典》2020 年版规定炮姜总灰分不得超过 7.0%。

【性味功能】

干姜味辛，性热。归脾、胃、肾、心、肺经。可温中散寒、回阳通脉、燥湿消痰。

【临床应用】

1. 用于腹痛、呕吐、泄泻

本品辛热燥烈，主入脾胃而长于温中散寒、健运脾阳，为温暖中焦之主药。多与党参、白术等同用，治脾胃虚寒、脘腹冷痛等，如理中丸（《伤寒论》）；《外台秘要》单用本品研末服，治寒邪直中脏腑所致腹痛；常配高良姜，治胃寒呕吐，如二姜丸（《太平惠民和剂局方》）；可与黄芩、黄连、人参等同用，治上热下寒、寒热格拒所致食入即吐者，如干姜黄芩黄连人参汤（《伤寒论》）；治中寒水泻，可单用为末服，亦可与党参、白术、甘草等同用。

2. 用于亡阳证

本品辛热，入心、脾、肾经，有温阳守中、回阳通脉的功效。用治心肾阳虚、阴寒内盛所致亡阳厥逆、脉微欲绝者，每与附子相须为用，如四逆汤（《伤寒论》）。

3. 用于寒饮喘咳

本品辛热，入肺经，善温肺散寒化饮。常与细辛、五味子、麻黄等同用，治寒饮喘咳、形寒背冷、痰多清稀之证，如小青龙汤（《伤寒论》）。

【用法用量】

煎服，3～9 g。

【注意事项】

孕妇慎用。

【贮藏养护】

置通风干燥处。

吴茱萸

【来源】

本品为芸香科植物吴茱萸、石虎或疏毛吴茱萸的干燥将近成熟果实。8～11 月果实尚未开裂时，剪下果枝，晒干或低温干燥，除去枝、叶、果梗等杂质。药材以色绿、饱满者为佳。

【炮制方法】

1. 吴茱萸

取原药材，除去杂质及果柄、枝梗，洗净，干燥。

2. 制吴茱萸

取净甘草片，加适量水，煎煮 2 次，滤过，合并两次煎液，加入净吴茱萸中拌匀，闷润至汤液被吸尽后，用文火加热，炒至微干，取出，干燥。每 100 kg 吴茱萸，用甘草 6 kg。

3. 盐吴茱萸

取净吴茱萸，加食盐水拌匀，稍闷，置炒制容器内，用文火加热，炒至裂开，稍鼓起时，取出，放凉。每 100 kg 吴茱萸，用食盐 3 kg。

【质量要求】

1. 吴茱萸

吴茱萸呈扁球形，略带五棱，直径 2 ~ 5 mm。表面暗黄绿色和绿黑色，粗糙，有细皱纹及点状油室，下端有果柄残痕或短果柄。质硬而脆。气香浓烈，味辛辣而微苦。其饮片水分不得超过15%，药屑、杂质不得超过7%。总灰分不得超过10%，酸不溶性灰分不得超过1%。其总碱含量为 0.24% ~ 0.59%，不得少于0.15%，醇浸出物不得少于30%。

2. 制吴茱萸

制吴茱萸形如吴茱萸，色泽加深，气味稍淡。其生粒、糊粒不得超过2%，水分不得超过13%，药屑、杂质不得超过1%。

3. 盐吴茱萸

盐吴茱萸形如吴茱萸，表面焦黑色，香气浓郁，味辛辣，微苦咸。其生粒、糊粒不得超过2%，水分不得超过13%，药屑、杂质不得超过1%。

【性味功能】

吴茱萸味辛、苦，性热；有小毒。可散寒止痛、降逆止呕、助阳止泻。用于厥阴头痛、眩晕、寒疝腹痛、寒湿脚气、经行腹痛、脘腹胀痛、呕吐吞酸、五更泄泻；外用治口疮、高血压。

【临床应用】

1. 用于寒滞肝脉诸痛证

本品辛散苦泄、性热祛寒，既散肝经之寒邪，又解肝气之郁滞，为治肝寒气滞诸痛之要药。治寒疝腹痛，常与小茴香、川楝子、木香等配伍，如《医方简义》导气汤。治厥阴头痛，常与人参、生姜等同用，如吴茱萸汤。治冲任虚寒、瘀血阻滞之痛经，可与桂枝、当归、川芎等同用，如温经汤。若寒湿脚气肿痛，或上冲入腹，常与木瓜、苏叶、槟榔等同用，如鸡鸣散。

2. 用于胃寒呕吐证

本品有温中散寒、降逆止呕之功。治中焦虚寒之脘腹冷痛、呕吐泛酸，常与人参、生姜等同用，如吴茱萸汤。治外寒内侵、胃失和降之呕吐，可与半夏、生姜等同用。

3. 用于虚寒泄泻证

本品能温脾益肾、助阳止泻，为治脾肾阳虚所致五更泄泻之常用药，多与补骨脂、肉豆蔻、五味子等同用，如四神丸。

4. 其他

以本品为末醋调敷足心（涌泉穴），可治口疮，现代临床并用以治疗高血压病。

【用法用量】

煎服，1.5～4.5 g；外用适量。

【贮藏养护】

贮干燥容器内，密闭，置阴凉干燥处。制吴茱萸、盐吴茱萸贮干燥容器内，密闭保存。

附　子

【来源】

本品为毛茛科植物乌头的侧根加工品。每年 7～8 月采挖，除去母根、须根及泥沙，浸入食盐水或胆巴水溶液中，再根据不同的加工方法可制成盐附子、黑顺片、白附片、炮附片、淡附片等。

【炮制方法】

1. 盐附子

选个大、均匀的泥附子，洗净，浸入食用胆巴的水溶液中，过夜，再加食盐，继续浸泡，每日取出晒晾，并逐渐延长晒晾时间，直至附子表面出现大量结晶盐粒（盐霜），体质变硬。

2. 黑顺片

取泥附子，按大小分别洗净，浸入食用胆巴的水溶液中数日，连同浸液煮至透心，捞出，以水漂，纵切成约 5 mm 的厚片，再用水浸漂，用调色液使附子染成浓茶色，取出，蒸到出现油面、光泽后，烘至半干，再晒干或继续烘干。

3. 白附片

选大小均匀的泥附子，洗净，浸入食用胆巴的水溶液中数日，连同浸液煮至透心，捞出，剥去外皮，纵切成约 3 mm 的厚片，用水浸漂，取出，蒸透，晒至半干，以硫黄熏后晒干。

4. 炮附片

取砂置锅内，用武火加热，加入净附片，拌炒至鼓起并微变色，取出，筛去砂，放凉。

5. 淡附片

取净盐附子，用清水浸漂，每日换水 2~3 次，至盐分漂尽，与甘草、黑豆加水共煮至透心，切开后口尝无麻舌感时，取出，除去甘草、黑豆，附子切薄片，干燥。每 100 kg 盐附子，用甘草 5 kg，黑豆 10 kg。

【性味功能】

附子味辛、甘，性大热；有毒。能回阳救逆、补火助阳、逐风寒湿邪。用于亡阳虚脱、肢冷脉微、阳痿、宫冷、心腹冷痛、虚寒吐泻、阴寒水肿、阳虚外感、寒湿痹痛。

【临床应用】

1. 用于亡阳证

本品能上助心阳、中温脾阳、下补肾阳，为"回阳救逆第一品药"。治久病体虚、阳气衰微、阴寒内盛，或大汗、大吐、大泻所致亡阳证，多与干姜、甘草同用，以回阳救逆，如四逆汤。治久病气虚欲脱，或出血过多、气随血脱者，每配人参用，如参附汤。

2. 用于虚寒性的阳痿宫冷、脘腹冷痛、泄泻、水肿等证

本品辛甘温煦，有峻补元阳、益火消阴之效。若治肾阳不足、命门火衰所致阳痿宫冷、腰膝冷痛、夜尿频多，常与肉桂、山茱萸、熟地黄等同用，如右归丸。治脾肾阳虚、寒湿内盛的脘腹冷痛、大便溏泻，常与人参、白术、干姜同用，如附子理中汤。治脾肾阳虚的阴寒水肿，多与白术、茯苓、生姜同用。治脾阳不足、寒湿内阻的阴黄证，可与茵陈、白术、干姜同用。治阳虚外感风寒，可配麻黄、细辛同用。

3. 用于寒痹证

本品辛散温通，有较强的散寒止痛作用。凡风寒湿痹之周身骨节疼痛者，每多用之，尤善治寒痹痛剧者，多与桂枝、白术、甘草同用。

本品辛甘大热，毒力猛，归心、肾、脾经。其性走而不守，能上助心阳以通血脉，中温脾阳以助运化，尤善下补肾阳以益火消阴，既为治亡阳证之要药，又为治阳虚诸证之良药。其性纯阳，温散走窜力强，也为散阴寒、除风湿、止疼痛之猛药，善治寒湿痹痛及阳虚外感等。唯性燥烈有毒，用时宜慎。

【用法用量】

煎服，3～15 g。

【注意事项】

孕妇禁用，不宜与半夏、瓜蒌、天花粉、贝母、白蔹、白及同用。

【贮藏养护】

盐附子密闭，置阴凉干燥处；黑顺片及白附片置干燥处，防潮。

花 椒

【来源】

本品为芸香科植物青椒或花椒的干燥果皮。野生或栽培。秋季果实成熟时采收，晒干，除去种子及杂质。药材以鲜红、光艳、皮细、均匀、无杂质者为佳。

【炮制方法】

1. 花椒

取原药材，除去果柄及杂质，筛出种子（椒目）另作药用。

2. 炒花椒

取净花椒，用文火炒至色泽加深，显油亮光泽、有香气逸出时，取出，放凉。

【性味功能】

1. 花椒

花椒味辛，性温，有小毒，归脾、胃、肾经，具有温中止痛、杀虫止痒的功效。生品辛热之性甚强，外用杀虫止痒力胜，用于疥疮、湿疹或皮肤瘙痒等症。

2. 炒花椒

炒花椒可降低毒性，缓和辛散作用，长于温中散寒、驱虫止痛。

【临床应用】

1. 用于中寒腹痛、寒湿吐泻

本品辛散温燥，长于温中燥湿、散寒止痛、止呕止泻。治外寒内侵所致胃寒腹痛、呕吐，可与生姜、白豆蔻等同用。治脾胃虚寒所致脘腹冷痛、呕吐、不思饮食，常与干姜、人参等同用，如大建中汤。治寒湿困中所致腹痛吐泻，多与苍术、砂仁、草豆蔻等同用。

2. 用于虫积腹痛

本品有驱蛔杀虫之功。治虫积腹痛、手足厥逆、烦闷吐蛔，可与乌梅、干姜、黄柏等同用，如乌梅丸。虫积腹痛较轻者，可与乌梅、榧子、使君子等同用。若治小儿蛲虫病，可用本品煎液做保留灌肠。

此外，本品又为常用的食用调味品。

【用法用量】

煎服，3~6 g。外用适量，煎汤熏洗。

【注意事项】

孕妇慎用。

【贮藏养护】

贮干燥容器内，密闭，置通风干燥处。

第八节　理气药

陈　皮

【来源】

本品为芸香科植物橘及其栽培变种的干燥成熟果皮。果实成熟后，剥取果皮，晒干或低温干燥。药材分为"陈皮"和"广陈皮"。

【炮制方法】

1. 陈皮

取原药材，除去杂质，抢水洗净，闷润至透，切丝，干燥。以压面机切制，其丝大小均匀一致，损耗少，功效高。

2. 炒陈皮

1）土炒：将灶心土炒松，入陈皮丝，用中火炒至表面焦黄色为度，筛去土灰屑，取出晾干。

2）麦麸炒：取净陈皮照麸炒法炒至颜色加深，筛去焦麸灰屑，取出晾凉。每 100 kg 陈皮，用麦麸 30 kg。

3. 炙陈皮

取净陈皮剪成小块，取蜂蜜炼成老蜜，倒入陈皮块，炒至黄色时，出锅，放凉。每 100 kg 陈皮用蜂蜜 18.75 kg。

4. 陈皮炭

取净陈皮丝，置炒制容器内，用中火加热，炒至黑褐色，喷淋清水少许，灭尽火星，取出，晾干，凉透。

【性味功能】

陈皮味苦、辛，性温。可理气健脾、燥湿化痰。用于胸腹胀满、食少、吐泻、咳嗽痰多。陈皮炭用于止血，炙陈皮多用于止咳化痰。

【临床应用】

1. 用于脾胃气滞证

本品有行气止痛、健脾和中之功，为理气健脾之良药。治脾胃气滞所致脘腹胀痛、呕恶纳呆等，常与枳壳、木香等配伍；尤以寒湿中阻、脾气壅滞之脘腹胀痛、呕恶腹泻者为宜，可配伍苍术、厚朴等，如平胃散；若脾虚气滞所致腹痛喜按、食后腹胀、纳呆便溏者，常配伍人参、白术、茯苓等，如异功散；若肝气乘脾所致腹痛泄泻者，又可配白术、白芍、防风，即痛泻要方。

2. 用于痰湿壅滞证

本品能燥湿化痰，理肺气之壅滞。治痰湿壅滞、肺失宣降之胸膈满闷、咳嗽气促、呕吐痰涎、量多色白，多与半夏、茯苓等同用，如二陈汤；治寒痰咳嗽、痰多清稀者，可配伍干姜、甘草、杏仁等；若属痰湿阻滞、胃气不降而呃逆、呕吐者，常与生姜配伍，如橘皮汤。

3. 其他

在补益方中少佐本品，以助脾运，使补而不滞。

【用法用量】

煎服，3～6 g。

【注意事项】

阴虚内热者慎用。

枳　　壳

【来源】

本品为芸香科植物酸橙及其栽培变种的干燥未成熟果实。7月果皮尚绿时采收，自中部横切为两半，晒干或低温干燥。

【炮制方法】

1. 枳壳

取原药材，除去杂质，洗净，润透，切薄片，干燥后，筛去碎落的瓤核。

2. 麸炒枳壳

将麦麸均匀撒入温度适宜的热锅内，用中火加热，待起烟时，投入净枳壳片，炒至色变深时，取出，筛去麦麸，放凉。每100 kg 净枳壳片，用麦麸 10 kg。

【质量要求】

1. 枳壳

枳壳为不规则的弧状条形薄片，切面外果皮棕褐色至褐色，中果皮黄白色至黄棕色，近外缘有点状油室，内侧有的有少量紫褐色瓤囊，质脆，气清香，味苦、微酸。本品含柚皮苷（$C_{27}H_{32}O_{14}$）不得少于 4.0%，含新橙皮苷（$C_{28}H_{34}O_{15}$）不得少于 3.0%。

2. 麸炒枳壳

麸炒枳壳色泽加深，偶见焦斑，具焦麸香气。本品含柚皮苷（$C_{27}H_{32}O_{14}$）不得少于4.0%，含新橙皮苷（$C_{28}H_{34}O_{15}$）不得少于3.0%。

【性味功能】

枳壳味苦、辛、酸，性微寒。归脾、胃经。具有理气宽中、行滞消胀的功能。

【临床应用】

1. 用于胁肋疼痛

《世医得效方》用炒枳壳与炙甘草为末，葱白汤调下，治气郁胁肋疼痛，能理气止痛。若气郁血滞，证较重者，亦可与柴胡（醋炒）、制香附、白芍（麸炒）、川芎（麸炒）等同用，具有疏肝理气、活血止痛的功效，用于肝郁气滞的胁肋疼痛，或胃脘胀满、攻痛连胁、嗳气频作等，如柴胡疏肝散（《景岳全书》）。

2. 用于瘀血疼痛

本品常与五灵脂、桃仁、延胡索等同用，具有破气散结、活血逐瘀的作用。可用于气滞血瘀形成结块所致痛处不移、卧则腹坠者，如膈下逐瘀汤（《医林改错》）。

3. 用于宿食停滞

本品常与木香、槟榔、香附等同用，具有行气导滞的作用。可用于积滞内停、脘腹胀痛、胃脘痞满、里急后重、不思饮食，如木香槟榔丸（《儒门事亲》）。

4. 用于呕逆嗳气

本品常与木香、白豆蔻、砂仁等同用，具有理气降逆的作用。可用于胃气不和、脾运失健、呕逆嗳气、不思饮食。若兼脾胃虚弱、纳运无权，或大肠气滞、里急后重，常与炙甘草同用，如宽肠枳壳汤（《婴童百问》）。

5. 用于肺气不利

本品常与瓜蒌皮、苏子、杏仁等同用，具有利肺行痰的作用。可用于肺气不利、通降失调、咳嗽多痰、胸膈痞闷。若偏于热痰者，常与贝母、黄芩等同用；若偏于湿痰者，常与半夏、陈皮等同用。

6. 用于子宫脱垂

本品常与黄芪、党参、升麻等同用，具有升提举陷的作用。可用于产后子宫脱垂，或久泻脱肛等症，如枳壳益气汤（《山东医药》）。

【用法用量】

煎服，3～9 g。

【注意事项】

孕妇慎用。

【贮藏养护】

贮干燥容器内，密闭，置阴凉干燥处，防蛀。

枳　实

【来源】

本品为芸香科植物酸橙及其栽培变种或甜橙的干燥幼果。夏至前后拾取地上经风吹落的幼小果实，除去杂质，晒干。较大者横切为两瓣后，晒干。药材以外皮黑绿色、肉厚色白、瓤小、体坚实、香气浓者为佳。

【炮制方法】

1. 枳实

取原药材，除去杂质，洗净、润透、切薄片，干燥，筛去灰屑。

2. 麸炒枳实

取麸皮撒入热炒制容器内，待冒烟时，加入净枳实片。迅速拌炒至枳实淡黄色，麸皮焦黄色，取出，筛去焦麸皮，放凉。每100 kg枳实片，用麸皮10 kg。

【质量要求】

1. 枳实

枳实为半圆形薄片及不规则弧状条形，表面黄白色或黄褐色，外皮灰绿色、黑绿色或暗棕绿色，近外缘有油室，条片内侧或圆片中央具棕色瓤。质脆、气清香，味苦、微酸。其饮片水分不得超过15%，药屑、杂质不得超过3%；干品含柚皮苷（$C_{27}H_{32}O_{14}$）不得少于4%。总灰分不得超过7%，败片率不得超过6%，水浸出物不得少于25%，乙醇浸出物不得少于12%，辛弗林含量不得少于0.3%。

2. 麸炒枳实

麸炒枳实形如枳实片，表面黄色，有焦斑，质脆、易折断。气焦香，味较弱，其生片、糊片不得超过2%，水分不得超过13%，药屑、杂质不得超过1%。

【性味功能】

枳实味苦、辛、酸，性微寒。可破气消积、化痰散痞。用于积滞内停、痞满胀痛、泻痢后重、大便不通、痰滞气阻胸痹、结胸、脘腹胀痛、脱肛、阴挺。

【临床应用】

1. 用于食积气滞、脘腹痞满证

本品能破气除痞、消积导滞。治食积不化、脘腹痞满胀痛、嗳腐气臭者，常配山楂、神曲、麦芽等同用；若热结便秘、腹痞胀痛，可与厚朴、大黄等配伍，以行气破结、泻热通便，如小承气汤；脾虚食积、食后脘腹痞满作胀者，可配伍白术，以消补兼施、健脾消痞，即枳术丸；如湿热积滞、脘痞腹痛、泻痢后重

者，可配大黄、黄连等，以泻热除湿、消积导滞，如枳实导
滞丸。

2. 用于痰浊阻滞、胸脘痞满证

本品善行气化痰以通痞塞。治胸阳不振之痰阻胸痹，多与薤
白、桂枝、瓜蒌等配伍，如枳实薤白桂枝汤；治痰热结胸，可与
黄连、瓜蒌、半夏同用，即小陷胸加枳实汤；若脾虚痰滞、寒热
互结、心下痞满致食欲下降者，配伍半夏曲、黄连、人参等，如
枳实消痞丸。

3. 用于脏器下垂证

本品尚可用治胃扩张、胃下垂、脱肛、子宫脱垂等脏器下垂
之证。多与黄芪、人参、柴胡等补气升阳药配伍，以增强补中益
气升提之作用。

【用法用量】

煎服，3~9 g。

【注意事项】

孕妇慎用。

【贮藏养护】

贮干燥容器内，密闭，置阴凉干燥处，防蛀。

香　附

【来源】

本品为莎草科植物莎草的干燥根茎。秋季采挖，燎去毛须，
置沸水中略煮或蒸透后晒干，或燎后直接干燥。药材以个大、质
坚实、色棕褐、气香浓者为佳。

【炮制方法】

1. 香附

取原药材，除去毛须及杂质，碾碎，或润透，切厚片，干

燥。本品含挥发油不得少于1.0%。

2. 醋香附

1）醋炙：取净香附颗粒或片，用定量米醋拌匀，闷润至米醋被吸尽后，置于温度适宜的热锅内，用文火炒干，取出，晾凉。本品含挥发油不得少于0.8%。

2）醋煮蒸：取净香附，置于煮制容器内，加入定量米醋和与米醋等量的水，用文火煮至醋液被吸尽后，再蒸5小时，闷片刻，取出，稍晾，切薄片，干燥。或干燥后，碾成绿豆大颗粒。每100 kg净香附，用米醋20 kg。

3. 酒香附

取净香附颗粒或片，用定量黄酒拌匀，闷润至黄酒被吸尽后，置于温度适宜的热锅内，用文火炒干，取出，晾凉。每100 kg净香附，用黄酒20 kg。

4. 四制香附

取净香附颗粒或片，用定量生姜汁、米醋、黄酒、食盐水拌匀，闷润至辅料被吸尽后，置于温度适宜的热锅内，用文火炒干，取出，晾凉。每100 kg净香附，用生姜5 kg，米醋、黄酒各10 kg，食盐2 kg。

5. 香附炭

取净香附，按大小分开，置于温度适宜的热锅内，用中火炒至表面焦黑色、内部焦褐色时，喷淋清水少许，灭尽火星，取出，摊晾。

【性味功能】

香附味辛、微苦、微甘，性平。归肝、三焦经。可疏肝理气、调经止痛。

【临床应用】

1. 用于肝郁气滞之胁痛、腹痛

本品主入肝经气分，芳香辛行，善散肝气之郁结，味苦疏泄以平肝气之横逆，故为疏肝解郁、行气止痛之要药。治肝气郁结之胁肋胀痛，多与柴胡、川芎、枳壳等同用，如柴胡疏肝散（《景岳全书》）；治寒凝气滞、肝气犯胃之胃脘疼痛，可配高良姜用，如良附丸（《良方集腋》）；若治寒疝腹痛，多与小茴香、乌药、吴茱萸等同用。

2. 用于月经不调、痛经、乳房胀痛

本品辛行苦泄，善于疏理肝气、调经止痛，为妇科调经之要药。治月经不调、痛经，可单用，或与柴胡、川芎、当归等同用，如香附归芎汤（《沈氏尊生书》）；若治乳房胀痛，多与柴胡、青皮、瓜蒌皮等同用。

3. 用于脾胃气滞之腹痛

本品味辛能行而长于止痛，除善疏肝解郁之外，还能入脾经，而有宽中、消食下气等作用，故临床也常用于脾胃气滞证。治疗脘腹胀痛、胸膈噎塞、噫气吞酸、纳呆，可与砂仁、甘草同用，如快气汤（《太平惠民和剂局方》），或上方再加乌药、苏叶同用，如缩砂香附汤（《世医得效方》）。治气、血、痰、火、湿、食六郁所致胸膈痞满、脘腹胀痛、呕吐吞酸、饮食不化等，可与川芎、苍术、栀子等同用，如越鞠丸（《丹溪心法》）。

【用法用量】

煎服，生品6～9 g；炙品6～12 g。外用适量。入汤剂或中成药制剂。

【注意事项】

凡气虚无郁滞，阴虚血热者忌用。

【贮藏养护】

贮干燥容器内，密闭，置阴凉干燥处。

第九节 消导药

山 楂

【来源】

本品为蔷薇科植物山里红或山楂的干燥成熟果实。果实成熟后及时采收，趁鲜切片，晒干。药材以个大、皮红、肉厚、核少者为佳。

宋代有炒磨去子法（《疮疡经验全书》）。元代增加蒸法（《丹溪心法》）。清代增加炒炭法（《外科证治全生集》）、姜汁拌炒黑（《本草述钩元》）等法。《中国药典》载有山楂、炒山楂和焦山楂；《全国中药炮制规范》还载有山楂炭。

炮制作用论述有"蒸熟去皮核，捣作饼，生食损齿"（《握灵本草》），"炒黑，能止血积"（《医宗说约》），"核有功力不可去"（《本草通玄》）。

【炮制方法】

1. 山楂

取原药材，除去杂质及脱落的核。本品含有机酸以枸橼酸（$C_6H_8O_7$）计，不得少于5.0%。

2. 炒山楂

取净山楂，置于温度适宜的热锅内，用中火炒至表面色泽加深，呈黄褐色时，取出，放凉。本品含有机酸以枸橼酸（$C_6H_8O_7$）计，不得少于4.0%。

3. 焦山楂

取净山楂，用中火炒至表面焦褐色，内部黄褐色时，喷淋清水少许，取出，摊晾。本品含有机酸以枸橼酸（$C_6H_8O_7$）计，不得少于 4.0%。

4. 山楂炭

取净山楂，用武火炒至表面黑褐色，内部焦褐色时，喷淋清水少许，灭尽火星，取出，摊晾。

【质量要求】

1. 山楂

山楂为圆形片，皱缩不平，外皮红色，具皱纹，有灰白色小斑点，片面深黄色至浅棕色，中部有浅黄色果核，多脱落而中空，有的片上可见短而细的果梗或花萼残迹，气微清香，味酸、微甜。

2. 炒山楂

炒山楂表面黄褐色，偶见焦斑，气清香，味酸、微甜。

3. 焦山楂

焦山楂表面焦褐色，内部黄褐色，有焦香气，酸味减弱。

4. 山楂炭

山楂炭表面黑褐色，内部焦褐色，味涩。

【性味功能】

山楂味酸、甘，性微温。可消食健胃、行气散瘀。用于肉食积滞、胃脘胀满、泻痢腹痛、瘀血经闭、产后瘀阻、心腹刺痛、疝气疼痛、高脂血症。焦山楂消食导滞作用增强，用于肉食积滞、泻痢不爽。山楂炭收敛，用于肠风下血。

【临床应用】

1. 用于饮食积滞

本品酸甘，微温不热，功善消食化积，能治各种饮食积滞，尤为消化油腻肉食积滞之要药。凡肉食积滞之脘腹胀满、嗳气吞酸、腹痛便溏者，均可应用。如《简便方》即以单味煎服，治食肉不消。若配莱菔子、神曲等，可加强消食化积之功。若配木香、青皮，可行气消滞，治积滞脘腹胀痛，如匀气散（《证治准绳》）。

2. 用于泻痢腹痛、疝气痛

山楂入肝经，能行气、散结、止痛，炒用兼能止泻止痢，如（《医钞类编》）。治泻痢腹痛，单用焦山楂水煎服，或用山楂炭研末服；亦可配木香、槟榔等；治疝气痛，常与橘核、荔枝核等同用。

3. 用于瘀阻胸腹痛、痛经

本品性温兼入肝经血分，能通行气血，有活血祛瘀止痛之功。治瘀滞胸胁痛，常与川芎、桃仁、红花等同用；若治疗产后瘀阻腹痛、恶露不尽或痛经、经闭，朱丹溪即单用本品加糖水煎服；亦可与当归、香附、红花同用，如通瘀煎（《景岳全书》）。

4. 其他

现代单用本品制剂治疗冠心病、高血压病、高脂血症、细菌性痢疾等，均有较好疗效。

【用法用量】

煎服，9～12 g。

【注意事项】

炒炭后及时散热，防止复燃，完全放凉后，才能包装。

【贮藏养护】

置通风干燥处，防蛀。

神　曲

【来源】

本品为面粉和其他药物混合后经发酵而成的加工品，全国各地均产。其制法是以面粉或麸皮与杏仁泥、赤小豆粉以及鲜青蒿、鲜苍耳、鲜辣蓼自然汁混合搅匀，使干湿适宜，做成小块，放入筐内，复以麻叶或楮叶，保温发酵一周，长出黄菌丝时取出，切成小块，晒干即成。药材为方形或长方形块状，外表土黄色，断面类白色，有陈腐气，味苦。以陈久、无虫蛀者为佳。生用或炒用。

【炮制方法】

1. 神曲

1）原料：面粉 100 kg，苦杏仁、赤小豆各 4 kg，鲜青蒿、鲜苍耳草、鲜辣蓼各 7 kg。

2）制法：将苦杏仁和赤小豆碾成粉末（或将苦杏仁碾成泥状，赤小豆煮烂），与面粉混匀，再将鲜青蒿、鲜苍耳草、鲜辣蓼等药料用适量水煎汤（占原料量的 25% ~30%），将汤液陆续加入面粉中，揉搓成粗颗粒状，以手握成团，掷之即散为度，置于木制模型中压成扁平方块（33 cm×20 cm×6.6 cm），再用粗纸（或鲜荷麻叶）包严，放置于木箱或席篓内，每块间要留有空隙，按品字形堆放，上面用鲜青蒿或厚棉被等物覆盖保温。一般室温在 30 ~37 ℃，经 4 ~6 天即能发酵，待表面全部生出黄白色霉衣时，取出，除去纸或荷麻叶，切成小方块，干燥。

2. 炒神曲

取麦麸皮均匀撒于热锅内，待烟起，将神曲倒入，快速翻炒，至神曲表面呈棕黄色，取出，筛去麸皮，放凉；或用清炒法，炒至棕黄色。每 100 kg 神曲，用麦麸 10 kg。

3. 焦神曲

表面焦黄色，内为微黄色，有焦香气。

【质量要求】

神曲质量要求：

1. 气味

具有芳香气，无霉烂发臭的气味为佳。

2. 外观

表面满布黄白菌丝及少数黑孢子，曲块边缘呈鲜黄色，用放大镜观察，可见黄色分生孢子柄的膨胀部，其间亦有已生黑色孢子的。如果曲的表面干燥，分生孢子甚至全部不发育，即为不良曲。

3. 内部

良曲的块坚实，成品可整块取出而不碎，如果曲不成块，或成块不结实，都是菌丝发育不好的缘故。曲的内部用放大镜观察，亦多有菌丝及未成熟的孢子。

【性味功能】

神曲味甘、辛，性温。可消食和胃。用于食积胀满、消化不良、腹泻。

【临床应用】

1. 用于饮食积滞证

本品辛以行气、甘温和中，能健脾开胃，行气消食。临床常与炒麦芽、炒山楂同用，习称"焦三仙"。治食积不化、脘腹胀满、纳呆呕吐、腹痛泻痢，常与麦芽、山楂、莱菔子等同用，如保和丸；治脾胃虚弱、运化不良、食滞中阻，可与党参、白术、陈皮等健脾行气药同用，如健脾丸；治积滞日久不化之脘腹攻痛胀满，可与木香、厚朴、三棱等同用，如木香神曲丸。

2. 其他

在含有金石贝壳之品的丸药中，常用神曲糊丸以护脾胃、助消化，如磁朱丸。

【用法用量】

煎服，6～15 g。消食宜炒焦用。

【贮藏养护】

贮干燥容器内，置通风干燥处。防潮、防蛀。

麦 芽

【来源】

本品为禾本科植物大麦的成熟果实经发芽干燥而得。

【炮制方法】

1. 麦芽

取新鲜成熟饱满的净大麦，用清水浸泡六七成透，捞出，置能排水容器内，盖好，每日淋水 2～3 次，保持湿润。待叶芽长至 0.5 cm 时，晒干或低温干燥。

2. 炒麦芽

取净麦芽，置预热的炒制容器内，用文火加热，不断翻动，炒至表面棕黄色，鼓起并有香气时，取出晾凉，筛去灰屑。

3. 焦麦芽

取净麦芽，置炒制容器内，用中火加热，炒至有爆裂声，表面呈焦褐色，鼓起并有焦香气时，取出晾凉，筛去灰屑。

【质量要求】

1. 麦芽

麦芽呈棱形，长 8～12 mm，宽 3～4 mm，表面淡黄色，一端有幼芽，淡黄色，皱缩或脱落，下端有纤细而弯曲的须根数条。质硬，破开后内有黄白色大麦米一粒，粉质，气微，味微甜。

2. 炒麦芽

炒麦芽表面棕黄色或深黄色，偶见焦斑，有香气。

3. 焦麦芽

焦麦芽表面焦褐色或焦黄色，有焦香气。

本品出芽率不得少于 85.0%，芽长不得小于 0.5 cm。

【性味功能】

麦芽味甘，性平。能行气消食、健脾开胃、退乳消胀。用于食积不消、脘腹胀痛、脾虚食少、乳汁郁积、乳房胀痛、妇女断乳。生麦芽健脾和胃、疏肝行气，用于脾虚食少、乳汁郁积。炒麦芽行气消食回乳，用于食积不消、妇女断乳。焦麦芽消食化滞，用于食积不消、脘腹胀痛。

【临床应用】

1. 用于米面薯芋食滞

本品甘平，健胃消食，尤能促进淀粉性食物的消化。主治米面薯芋类食物积滞不化，常与山楂、神曲、鸡内金同用；治小儿乳食停滞，单用本品煎服或研末服有效；若配白术、陈皮，可治脾虚食少、食后饱胀，如健脾丸（《证治准绳》）。

2. 用于断乳、乳房胀痛

本品有回乳之功。可单用生麦芽或炒麦芽 120 g（或生、炒麦芽各 60 g），煎服，用于妇女断乳或乳汁郁积之乳房胀痛等。

3. 其他

本品又兼能疏肝解郁，常配川楝子、柴胡等，用治肝气郁滞或肝胃不和之胁痛、脘腹痛等。

【用法用量】

煎服，9～15 g；用于回乳，30～120 g。

【注意事项】

授乳期妇女不宜使用。

【贮藏养护】

置通风干燥处。防蛀。

莱菔子

【来源】

本品为十字花科植物萝卜的干燥成熟种子。夏季果实成熟时采割植株，晒干，搓出种子，除去杂质，再晒干。

【炮制方法】

1. 莱菔子

取原药材，除去杂质，洗净，干燥。用时捣碎。

2. 炒莱菔子

取净莱菔子，置炒制容器内，用文火加热，炒至鼓起、有香气逸出时，取出晾凉，用时捣碎。

【质量要求】

1. 莱菔子

本品呈类卵圆形或椭圆形，稍扁，长 2.5 ~ 4 mm，宽 2 ~ 3 mm。表面黄棕色、红棕色或灰棕色。一端有深棕色圆形种脐，一侧有数条纵沟。种皮薄而脆，子叶 2，黄白色，有油性。无臭，味淡而微苦、辛。

2. 炒莱菔子

炒莱菔子鼓起，色泽加深，质脆，有香气。

【性味功能】

莱菔子味辛、甘，性平。归肺、脾、胃经。可消食除胀、降气化痰。

【临床应用】

1. 用于食积气滞证

本品味辛行散，消食化积，尤善行气消胀。治食积气滞所致的脘腹胀满或疼痛、嗳气吞酸，常与消食行气药配伍，如《丹溪心法》保和丸，以之与山楂、神曲、陈皮同用；若治食积气滞兼脾虚者，常与健脾药配伍，如《丹溪心法》大安丸，以之与白术同用，可攻补兼施。

2. 用于咳喘痰多

本品能降气化痰、止咳平喘。尤宜治咳喘痰壅，胸闷气逆者，如《食医心镜》单用本品为末服；或与化痰止咳药配伍，如《韩氏医通》三子养亲汤，以之与紫苏子、白芥子同用。

本品辛甘行散，入脾、胃、肺经。既消食化积，又行气除胀，善治食积气滞而脘腹胀痛明显者；有温和的降气化痰作用，用于痰盛喘咳、胸闷气逆等。

【用法用量】

煎服，3～10 g。生用长于祛痰，炒用长于消食除胀。

【注意事项】

辛散耗气之气虚及无食积、痰滞者慎用。不宜与人参同用。

【贮藏养护】

贮干燥容器内，密闭，置通风干燥处。防蛀。

鸡内金

【来源】

本品为雉科动物家鸡的干燥砂囊内壁。全年均可收集。杀鸡后，取出鸡肫，立即剖开砂囊，剥下内壁，洗净，干燥。

【炮制方法】

1. 鸡内金

取原药材，除去杂质，洗净，干燥，捣碎。

2. 炒鸡内金

将净砂置于锅内，用中火加热，待砂呈滑利状态时，投入大小一致的净鸡内金，翻炒至发泡卷曲、酥脆时，取出，筛去砂，放凉。或取净鸡内金，置于温度适宜的热锅内，用中火炒至鼓起，呈暗黄褐色至焦黄色时，取出，干燥。

3. 醋鸡内金

取净鸡内金，置于温度适宜的热锅内，用文火炒至发泡鼓起时，均匀喷淋醋液，取出，干燥。每100 kg 净鸡内金，用米醋15 kg。

【质量要求】

1. 鸡内金

鸡内金为不规则的卷片，表面黄色、黄绿色或黄褐色，薄而半透明，具明显的条状皱纹，质脆，易碎，断面角质样，有光泽，气微腥，味微苦。

2. 炒鸡内金

炒鸡内金发泡卷曲，质酥脆，暗黄褐色或焦黄色，具焦香气。

3. 醋鸡内金

醋鸡内金发泡卷曲，质酥脆，褐黄色，略具醋气。

【性味功能】

鸡内金味甘，性平。归脾、胃、小肠、膀胱经。可消食健胃、固精止遗、化坚消石。

【临床应用】

1. 用于饮食积滞、小儿疳积

本品消食化积作用较强，并可健运脾胃，故广泛用于米面薯芋乳肉等各种食积证。病情较轻者，单味研末服即有效，如《千金要方》独用本品治消化不良引起的反胃吐食；若配山楂、麦芽等，可增强消食导滞作用，治疗食积较重者。若与白术、山药、使君子等同用，可治小儿脾虚疳积。

2. 用于肾虚遗精、遗尿

本品可固精缩尿止遗。如《吉林中草药》即以鸡内金单味炒焦研末，温酒送服治遗精；若以本品配菟丝子、桑螵蛸等，可治遗尿。

3. 用于砂石淋证、胆结石

本品入膀胱经，有化坚消石之功。《医林集要》以本品"烧存性"，治小便淋漓、痛不可忍。现常与金钱草等药同用，治砂石淋证或胆结石。

【用法用量】

3～9 g。煎服或入丸、散。

【贮藏养护】

置干燥处，防蛀。

第十节　驱虫药

槟　榔

【来源】

本品为棕榈科植物槟榔的干燥成熟种子。春末至秋初采收成熟果实，用水煮后，干燥，除去果皮，取出种子，干燥。

【炮制方法】

1. 槟榔

取原药材，置水中浸泡，每日换水，浸3～5天，捞起，置容器内经常淋水，润透，切薄片，阴干。

2. 炒槟榔

取净槟榔片，用文火加热，炒至微黄色，取出放凉。

3. 焦槟榔

取净槟榔片，用中火加热，炒至焦黄色，取出放凉。

【质量要求】

1. 槟榔

槟榔为类圆形薄片，表面呈棕、白色相间的大理石样花纹。周边淡黄棕色或淡红棕色，质坚脆易碎。气微，味涩、微苦。其饮片水分不得超过10%，药屑、杂质不得超过3%。本品含醚溶性生物碱，以槟榔碱（$C_8H_{13}NO_2$）计不得少于 0.3%。

2. 焦槟榔

焦槟榔形如槟榔片，表面焦黄色。其生片、炭化片不得超过3%，水分不得超过 10%，药屑、杂质不得超过 2%。

【性味功能】

槟榔味苦、辛，性温。可杀虫、消积、降气、行水、截疟。用于绦虫、蛔虫、姜片虫病，虫积腹痛，积滞泻痢，水肿脚气，疟疾。焦槟榔消食导滞，用于食积不消、泻痢后重。

【临床应用】

1. 用于多种肠道寄生虫病

本品对绦虫、钩虫、蛔虫、蛲虫、姜片虫等多种寄生虫，均有驱杀作用。其中对绦虫证疗效最佳，常单用或与南瓜子同用取效。用治蛔虫、蛲虫病，多与使君子、苦楝皮同用；用治姜片虫病，可与乌梅、甘草配伍。

近年临床报道，槟榔与南瓜子合用治疗绦虫病，槟榔水煮液治疗肠道鞭毛虫病，槟榔配伍牵牛子制成片剂，治疗姜片虫病，皆获较好疗效。

2. 用于食积气滞、泻痢后重

槟榔味辛，入胃、大肠经，功擅行胃肠之气、消积导滞，故用治食积气滞、腹胀便秘及痢疾里急后重等症。常与木香、青皮、大黄等同用，如木香槟榔丸。

3. 用于水肿、脚气肿痛

本品又有行气利水之功。用治水肿实证、二便不通，常与商陆、泽泻、木通等配伍，如疏凿饮子；用治寒湿脚气肿痛，常与木瓜、吴茱萸、陈皮等配伍，如鸡鸣散。

4. 用于疟疾

治疟疾，常配伍其他截疟药，如《伤寒保命集》截疟七宝饮，以之与常山、草果等同用。

【用法用量】

煎服，3～9 g；驱绦虫、姜片虫 30～60 g。

【贮藏养护】

贮干燥容器内，密闭，置通风干燥处，防蛀。

使君子

【来源】

本品为使君子科植物使君子的干燥成熟果实。秋季果皮变紫黑时采收，去除杂质，干燥。

宋代有去壳炒法（《小儿卫生总微方论》）、烧存性（《普济本事方》）、面煨（《博济方》）、蒸三度法（《史载之方》）。明代增加炒熟（《婴童百问》）、煮制去油法（《审视瑶函》）。《中国药典》载有使君子和炒使君子。

炮制作用论述，"慢火煨香熟用"（《医宗粹言》）。

【炮制方法】

1. 使君子

取原药材，除去杂质。用时捣碎。

2. 使君子仁

取净使君子，除去外壳，取仁。

3. 炒使君子仁

取使君子仁，置炒制容器内，用文火加热，炒至有香气，取出晾凉。

【质量要求】

1. 使君子

使君子呈卵形或椭圆形，具 5 条纵棱，偶有 4～9 棱，长 2.5～4 cm，直径 1.5～2 cm。表面黑褐色或紫黑色，光滑，微有光泽。一端狭尖，另一端钝圆，有明显圆形的果柄痕。质坚硬，横切面多呈五角星形，棱角外壳较厚，除去外壳，内有长椭圆形或纺锤形种子1粒。气微香，味微甜。

2. 使君子仁

使君子仁呈长椭圆形或纺锤形，长 1～2 cm，直径 6～9 mm。表面棕色或棕褐色，皱缩，有纵沟，种皮薄脆，易剥落而露出黄白色子叶，子叶2片，肥厚，边缘不整齐。胚根细小成点状。气微香，味微甜。

3. 炒使君子仁

炒使君子仁表面微黄色，有香气。

【性味功能】

1. 使君子

使君子味甘，性温，归脾、胃经，具有杀虫消积的功能。生品杀虫力强，用于蛔虫病、蛲虫病。如治虫积的保儿安颗粒（《实用中成药手册》）。

2. 炒使君子仁

炒使君子仁可缓和膈肌痉挛的不良反应，长于健脾消积。多用于小儿疳积及蛔虫腹痛。如治消化不良的保赤一粒金（《实用中成药手册》）。

【临床应用】

1. 用于蛔虫病、蛲虫病

本品味甘，性温，气香而不苦，既有良好的驱杀蛔虫作用，又具缓慢的滑利通肠之性，故为驱蛔要药，尤宜于小儿。轻证，可单用本品炒香嚼服；重证，可配伍其他驱虫药，如《幼科准绳》使君子散，以之与苦楝皮、芜荑等同用。用治蛲虫病，可与百部、槟榔、大黄等同用。

2. 用于小儿疳积

本品甘温，既能驱虫，又能健脾消疳。用治小儿疳积之面色萎黄、形瘦腹大、腹痛有虫者，常与健脾消食药配伍，如《太平惠民和剂局方》肥儿丸，以之与槟榔、神曲、麦芽等同用。现代研究报道，使君子酸钾具有抑制肠道寄生虫作用，临床以之配伍茯苓、鸡内金等，治疗脾胃虚弱或湿滞脾胃之小儿疳积，如化积口服液、疳积散等。

【用法用量】

煎服，9 ~ 12 g；炒香嚼服，小儿每岁每日 1 ~ 1.5 粒，总量不超过 20 粒。空腹服用，每日 1 次，连服三日。

【注意事项】

大量服用易引起呃逆、眩晕、呕吐等反应。若与热茶同服，亦能引起呃逆、腹泻，故服用时当忌饮热茶。

【贮藏养护】

贮干燥容器内，密闭，置通风干燥处。

鹤 虱

【来源】

本品为菊科植物天名精的干燥成熟果实。秋季果实成熟时采收，晒干，除去杂质。药材以粒大、均匀、饱满者为佳。

【炮制方法】

取原药材，除去杂质及残存果柄，筛去泥屑。

【质量要求】

本品呈扁圆柱形，细小，长 3 ~ 4 mm，直径约 0.8 mm，表面黄褐色或暗褐色，具多数细纵棱。顶端收缩，呈短喙状，先端扩展成灰白色圆环，基部稍尖，有着生痕，横断面近圆形。果皮薄，纤维性，种皮菲薄，子叶 2 枚，种仁黄白色，有油性。气微特异，味微苦。其饮片水分不得超过 13%，药屑、杂质不得超过 3%。

【性味功能】

鹤虱味苦、辛，性平；有小毒。可杀虫、消积。用于蛔虫、蛲虫、绦虫病，虫积腹痛，小儿疳积。

【临床应用】

本品苦辛，苦降辛行，能除逆气。虫得辛则伏，得苦则下，故有杀虫消积之功，可用于多种肠道寄生虫病，对蛔虫、蛲虫、钩虫及绦虫等引发的虫积腹痛均有效。《新修本草》单用本品作散剂服，杀蛔虫、蛲虫；《千金要方》单用本品 10 两，捣筛为蜜丸，梧桐子大，以蜜汤空腹吞 40 丸，日增至 50 丸，治蛔咬痛；亦可与楝实、胡粉、白矾、槟榔等同用，治疗虫痛发作有时、口吐清水等证，如安虫散（《小儿药证直诀》）；或与苦楝根皮、槟榔、使君子、芜荑、胡粉、枯矾为末，酒煮面糊为丸，治肠胃诸虫，如化虫丸（《医方集解》）。用治蛲虫病，可用鹤虱、百部各 6 g，苦楝皮 12 g，研末装胶囊，每晚塞入肛门 1 粒。

【用法用量】

煎服，3～9 g。

【贮藏养护】

贮干燥容器内，密闭，置阴凉干燥处。

第十一节　安神药

朱　砂

【来源】

本品为硫化物类矿物辰砂族辰砂，主含硫化汞（HgS）。采挖后，选取纯净者，用磁铁吸净含铁的杂质，再用水淘去杂石和泥沙。

南北朝时期有用甘草、紫背天葵、五方草同制法（《雷公炮炙论》）、研法（《刘涓子鬼遗方》）。唐代有去杂石及炼制法。宋代有"以新汲水浓磨汁"（《斗门方》）；细研、水飞过（《太平圣惠方》）；"与蛇黄同研水飞"（《本草衍义》）；荞麦灰煮：研如皂子大，绢袋盛，以荞麦灰下汁煮三伏时，取出研如粉（《圣济总录》）；"以酽醋浸"（《普济本事方》）；用黄松节酒煮（《三因极一病证方论》）；蜜木瓜蒸（《类编朱氏集验医方》）等。元代有先以磁石引去铁屑，次用水乳钵内细杵，取浮者飞过净器中澄清，去上余水，如此法一般精制见朱砂尽干用（《活幼心书》）。明清时期有蒸法；黄芪、当归煮熟；椒红煮：朱砂100 g不夹石，用夹绢袋盛悬于银石器内，用椒红150 g，取井花水调椒入于器内，可分别用锅子注水置朱砂在器内，重汤煮令鱼眼沸三昼夜为度，取出辰砂细研水飞（《证治准绳》）；荔枝壳水煮（《外科启玄》）；麻黄水煮、炒制（《寿世保元》）；酒蒸（《普济方》）；煨制（《增广验方新编》）；甘草煮（《本草纲目拾遗》）等。

【炮制方法】

1. 朱砂

取原药材，除去铁屑、杂石和泥沙杂质。

2. 朱砂粉

取朱砂粗粉，用磁铁吸去铁屑，置于乳钵内，加入适量清水研磨成糊状，至手捻细腻无声时，加大量清水搅拌，使成红色混悬液，稍停，倾出上层混悬液。下沉的粗粉如上法继续研磨，如此反复数次，直至不能再研为止。除去杂质，合并混悬液，静置后分取沉淀，晾干或 40 ℃以下干燥，再研散。或取朱砂用磁铁吸除铁屑，用球磨机研磨水飞成细粉，晾干或 40 ℃以下干燥，过 200 目筛。本品含硫化汞（HgS）不得少于 98.0%。

【质量要求】

1. 朱砂

朱砂为粒状或块状集合体，呈颗粒状或块片状，鲜红色或暗红色，条痕红色至褐红色，具光泽，体重，质脆，片状易破碎，粉末状者有闪烁的光泽，气微，味淡。

2. 朱砂粉

朱砂粉为朱红色极细粉末，体轻，以手指撮之无粒状物，对光检视无亮银星，以磁铁吸之无铁末，气微，味淡。

【性味功能】

朱砂味甘，性微寒；有毒。归心经。具有清心镇惊、安神、明目、解毒的功能。

【临床应用】

1. 用于心神不安之心悸、失眠

本品既重镇安神，又清心安神，为镇心、清火、安神定志之要药。擅治心火亢盛之心神不宁、烦躁不眠，常与黄连、莲子心同用；兼心血虚者，常配当归、生地黄等，如朱砂安神丸；阴血虚少者，多与酸枣仁、柏子仁等同用；惊恐或心气虚、心神不宁者，将本品纳入猪心中炖服。

2. 用于惊风、癫痫

本品略有镇惊止痉之功。治高热神昏、惊厥，常与牛黄、麝香等同用，如安宫牛黄丸；治小儿急惊风，常与牛黄、钩藤等同用，如牛黄散；治癫痫卒昏抽搐，多与磁石同用，如磁朱丸。

3. 用于疮疡肿毒、咽喉肿痛、口舌生疮

本品有较强的清热解毒作用，内服外用均可。治疮疡肿毒，常配雄黄、五倍子等制成锭剂内服，如紫金锭；治咽喉肿痛、口舌生疮，常与冰片、硼砂等制成散剂外用，如冰硼散。

本品甘微寒而质重，主入心经。功擅镇心、清心、镇惊而安神，为重镇安神之要药，广泛用于各种病因之神志失常，尤适于心火亢盛者；又善清热解毒，内服外用治疮疡肿毒、咽喉肿痛、口舌生疮。但有毒，用时宜慎。

【用法用量】

0.1～0.5 g，多入丸散，不宜入煎剂，外用适量。

【注意事项】

本品有毒，不宜大量服用，也不宜少量久服，肝、肾功能不全及孕妇禁服。入药只宜生用，忌火煅。

【贮藏养护】

瓷瓶装，置阴凉干燥处。

磁　石

【来源】

本品为等轴晶系氧化物类矿物尖晶石族磁铁矿的矿石，主含四氧化三铁。全年皆可开采。采挖后，除去杂石。

梁代有"炼水饮之，亦令人有子"的记载（《名医别录》）。南北朝时期有用"五花皮、地榆、故棉、东流水煮三日夜，捶细，水飞"的炮制方法（《雷公炮炙论》）。唐、宋有"研，水淘去赤汁，干之研之"（《外台秘要》）；"如入汤剂，即杵，水淘去赤汁使"（《太平惠民和剂局方》）；醋制："醋淬七遍，捣碎细研，水飞过""陈醋浸七遍，捣碎细研"（《太平圣惠方》）、"煅，醋淬七遍捣研如粉"（《圣济总录》）；酒制："烧，酒淬七遍，细研"（《太平圣惠方》）。煅、醋淬法后代一直沿用。

【炮制方法】

1. 磁石

取原药材，除去杂质，碾碎。

2. 煅磁石

取净磁石小块，置于适宜的耐火容器内，用武火煅至红透，立即投入醋液中淬，冷却后取出，反复煅淬至酥松，取出，干燥，碾成粗粉。每 100 kg 磁石，用米醋 30 kg。

【质量要求】

1. 磁石

磁石为不规则的碎块，灰黑色或褐色，条痕黑色，有金属光泽，质坚硬，具有磁性，有土腥气，味淡。本品含铁（Fe）不得少于 50.0%。

2. 煅磁石

煅磁石为不规则的碎块或颗粒，表面黑色，质硬而酥，无磁性，有醋香气。本品含铁（Fe）不得少于 45.0%。

【性味功能】

磁石味咸，性寒。归肝、心、肾经。具有镇惊安神、平肝潜阳、聪耳明目、纳气平喘的功能。

【临床应用】

1. 用于心神不宁、惊悸、失眠、癫痫

本品质重沉降，入心经，能镇惊安神；味咸入肾，又有益肾之功；性寒清热，清泻心肝之火。故能顾护真阴、镇摄浮阳、安定神志。主治肾虚肝旺、肝火上炎扰动心神或惊恐气乱、神不守舍所致的心神不宁、惊悸、失眠及癫痫，常与朱砂、神曲同用，如磁朱丸（《千金要方》）。治小儿惊痫，《圣济总录》以磁石炼水饮之。

2. 用于头晕目眩

本品入肝、肾经，既能平肝潜阳，又能益肾补阴，故可用治肝阳上亢之头晕目眩、急躁易怒等症，常与石决明、珍珠、牡蛎等平肝潜阳药同用。若阴虚甚者，可配伍熟地黄、白芍、龟甲等滋阴潜阳药；若热甚者，又可与钩藤、菊花、夏枯草等清热平肝药同用。

3. 用于耳鸣耳聋、视物昏花

本品入肝、肾经，补益肝肾，有聪耳明目之功。用治肾虚耳鸣、耳聋，多配伍熟地黄、山茱萸、山药等滋肾之品，如耳聋左慈丸（《全国中药成药处方集》）。用治肝肾不足之目暗不明、视物昏花者，多配伍枸杞子、女贞子、菊花等补肝肾、明目之品。近年用磁朱丸治疗白内障，可使视力改善。

4. 用于肾虚气喘

本品入肾经，质重沉降、纳气归肾，有益肾纳气平喘之功。用治肾气不足、摄纳无权之虚喘，常与五味子、胡桃肉、蛤蚧等同用，共奏纳气平喘之功。

【用法用量】

15～30 g，煎服，宜打碎先煎。入丸、散，每次 1～3 g。

【贮藏养护】

置干燥处，防尘。

牡　蛎

【来源】

本品为牡蛎科动物长牡蛎、大连湾牡蛎或近江牡蛎的贝壳。全年可采，去肉（供食用），洗净，晒干。药材均以质坚、内面光洁、色白者为佳。

汉代采用熬法（《金匮玉函经》）。南北朝刘宋时期载有"烧令通赤"及"研为粉"（《雷公炮炙论》）。宋代增加了很多炮制方法，如对饮片规格明确地提出"捣为粉"（《重修政和经史证类备用本草》），对净制明确提出"去黑鞭处"（《圣济总录》）及"米泔水浸去土"（《三因极一病证方论》）；炮制方法的创新有炒黄（《伤寒总病论》）、火煨通赤（《史载之方》）、韭菜汁和泥煅水飞（《类编朱氏集验医方》）、童便煅（《妇人良方》）、醋煅（《普济本事方》）等。明清时期主要沿用宋代的方法。在历史上亦有生用的记载，并对炮制作用有阐述，如"按补阴则生捣用，煅过则成灰，不能补阳"（《本草纲目》）；"咸寒入肾，能益阴潜阳，退虚热，软坚痰，煅之则燥而兼涩，又能固下焦，除湿浊，敛虚汗，则咸寒介类之功，有重镇摄下之意"（《本草便读》）。现在主要的炮制方法有明煅等。

【炮制方法】

1. 牡蛎

取原药材，除去杂质及附着物，洗净，干燥，碾碎。

2. 煅牡蛎

取净牡蛎，置无烟炉火上，或适宜的容器中，用武火加热，煅至酥脆时取出，放凉，碾碎。

【质量要求】

1. 牡蛎

本品为不规则的碎块，表面淡紫色、灰白色、黄色或黄褐色，内面瓷白色。质硬，断面层状或层纹状排列，洁白。气微腥，味微咸。

2. 煅牡蛎

煅牡蛎呈不规则片块状，大小不一，灰白色或青灰色，质酥脆。

【性味功能】

牡蛎味咸，性微寒，具有重镇安神、潜阳补阴、软坚散结的功能。生品偏于重镇安神、潜阳补阴，用于惊悸失眠、眩晕耳鸣、瘰疬痰核、癥瘕痞块。煅后增强了收敛固涩作用，燥而兼涩，又能固下焦、除湿浊、敛虚汗，用于自汗盗汗、遗精、崩漏、带下、胃痛吐酸。

【临床应用】

1. 用于头目眩晕

本品常与代赭石、白芍、龙骨等同用，能增强平肝潜阳的作用。可用于肝阳上亢之头目眩晕，或有耳中蝉鸣、阳气浮越、精神不安者，如镇肝息风汤（《医学衷中参西录》）。

2. 用于手足痉挛

本品常与白芍、龟甲、生地黄等同用，具有滋阴潜阳、平肝息风的作用。可用于热病后真阴被劫、内风暗动之手足痉挛、口干咽燥，如大定风珠（《温病条辨》）。

3. 用于瘰疬、瘿瘤

本品常与玄参、浙贝母、夏枯草等同用，具有化痰软坚的作用。可用于瘰疬、瘿瘤等，如内消瘰疬丸（《医学心悟》）。

4. 用于水病囊肿

本品常与泽泻、葶苈子、海藻等同用，具有行水消肿的作用。可用于大病瘥后，腰以下水肿，或小便淋涩、阴囊肿痛，如牡蛎泽泻散（《伤寒论》）。

5. 用于自汗、盗汗

本品常与麻黄根、黄芪、浮小麦同用，具有滋阴敛汗的作用。可用于气阴不足之自汗盗汗、体倦神怠，如牡蛎散（《三因极—病证方论》）。

6. 用于胃痛吐酸

本品常与瓦楞子、延胡索、甘草等同用，能增强制酸止痛的作用。可用于胃气不和之胃脘疼痛、呕吐酸水等症。

7. 用于遗精滑泄

本品常与芡实、莲须、沙苑子等同用，具有益肾固精的作用。可用于肾虚精关不固，梦遗或滑精，或兼小便余沥、腰脚酸软，如金锁固精丸（《太平惠民和剂局方》）。

8. 用于崩中漏下

本品常与阿胶、赤石脂、当归等同用，具有固经止血的作用。可用于冲任不固之崩中漏下，日久不愈者，如牡蛎丸（《证治准绳》）。

9. 用于赤白带下

本品常与山药、龙骨、海螵蛸等同用，具有固涩止带的作用。可用于脾胃虚弱、带脉为病之白带绵下、清稀如水液，如清带汤（《医学衷中参西录》）。

10. 用于疮疡溃烂

本品常与黄丹、枯矾研为细末搽之，具有生肌敛疮的作用。可用于疮疡溃烂、久不收口、阴部生疮，或湿水痒甚、腋汗、手足心汗，如牡蛎散（《证治准绳》）。

【用法用量】

9～30 g。内服先煎，或入丸、散。

【贮藏养护】

置干燥处。

龙 骨

【来源】

本品首载于《神农本草经》，为古代多种大型哺乳动物，如象类或三趾马类、犀类、鹿类、牛类等的骨骼化石。主产于山西、内蒙古、河南等地。全年可采，挖出后，除去泥土及杂质，贮于干燥处，生用或煅用。本品无臭，味涩，主要含碳酸钙、磷酸钙等。

晋代有"捣碎"（《肘后备急方》）。南北朝刘宋时期增加了以香草汤浴过，置燕子腹内，悬于井面上一宿，去燕，取骨粉研的炮制方法（《雷公炮炙论》）。宋代有"烧赤"（《太平圣惠方》）、"煅红、研"（《小儿卫生总微方论》）、"酒煮焙干""要粘舌者，先以酒浸一宿"（《太平惠民和剂局方》）、"醋煮"（《三因极一病证方论》）、"水飞"（《太平惠民和剂局方》）等法。明代尚有黑豆制法，并述及炮制目的：凡入药，须水飞过晒干。每斤用黑豆一斗蒸一伏时，晒干用。否则着入肠胃，晚年作热也（《本草纲目》）。煅、研法一直沿用至今。清代还有以僵蚕、防风、当归、川芎等合炙（《医宗金鉴》）、"竹叶包水泡湿火煨"等炮制方法。

【炮制方法】

1. 龙骨

取原药材，除去杂质及灰屑，刷净泥土，打碎。

2. 煅龙骨

取净龙骨小块，置耐火容器内，用武火加热，煅至红透，取出放凉，碾碎。

【质量要求】

1. 龙骨

龙骨为不规则的碎块，表面类白色、灰白色或浅黄色，有的具蓝灰色、红棕色纹或棕色、黄白色纹斑点。质硬脆，气微，吸舌力很强。

2. 煅龙骨

煅龙骨呈灰白色或灰褐色。质轻，酥脆易碎，表面显粉性，吸舌力强。

【性味功能】

龙骨味甘、涩，性平。可镇惊安神、平肝潜阳、收敛固涩。用于心神不宁、心悸失眠、惊痫癫狂、肝阳眩晕、滑脱诸证、湿疮痒疹、疮疡久溃不敛。

【临床应用】

1. 用于心神不宁、心悸失眠、惊痫癫狂

龙骨质重，入心、肝经，能镇静安神，为重镇安神的常用药。

1）用治心神不宁、心悸失眠、健忘多梦等症，常与酸枣仁、柏子仁、朱砂、琥珀等安神之品配伍。

2）治疗痰热内盛、惊痫抽搐、癫狂发作者，需与牛黄、胆南星、羚羊角、钩藤等化痰、止痉之品配伍。

2. 用于肝阳眩晕

本品入肝经，质重沉降，有较强的平肝潜阳作用，故常用治肝阴不足、肝阳上亢所致的头晕目眩、烦躁易怒等症，多与赭石、生牡蛎、生白芍等滋阴潜阳药同用，如镇肝息风汤。

3. 用于肾气不固及表虚不固的滑脱诸证

本品味涩能敛，有收敛固涩功效，可用于遗精、滑精、尿频、遗尿、崩漏、带下、自汗、盗汗等多种正虚滑脱之证。

1）治疗肾虚遗精、滑精，每与芡实、沙苑子、牡蛎等配伍，如金锁固精丸。

2）治疗心肾两虚、小便频数、遗尿者，常与桑螵蛸、龟甲、茯神等配伍，如桑螵蛸散。

3）治疗气虚不摄、冲任不固之崩漏，可与黄芪、海螵蛸、五倍子等配伍，如固冲汤。

4. 用于湿疮痒疹、疮疡久溃不敛

本品性收涩，外用有收湿、敛疮、生肌之效。

1）用治湿疮流水、阴部汗多瘙痒，常配伍牡蛎研粉外敷。

2）若疮疡久溃不敛，常与枯矾等份，共研细末，掺敷患处。

【用法用量】

煎服，3~9 g。

【贮藏养护】

置干燥处。防尘。

酸枣仁

【来源】

本品为鼠李科植物酸枣的干燥成熟种子。秋末冬初采收成熟果实，除去果肉及核壳，收集种子，晒干。

南北朝刘宋时期有蒸法（《雷公炮炙论》）。宋代有微炒、炒香熟（《太平圣惠方》）、酒浸（《女科百问》）等法。元代有酒浸（《丹溪心法》）及蚌粉炒（《世医得效方》）的方法。明代除沿用炒法、酒浸、蒸制等法外，还有隔纸炒香（《普济方》）的方法。清代有单炒（《本草新编》）、炒研酒浸（《良朋汇集》）和姜汁炒（《温热经纬》）等炮制方法。在炮制理论方面，从宋代至清代都有生、熟异治的记述。

【炮制方法】

1. 酸枣仁

取原药材，洗净，淘去硬壳及杂质，捞出，干燥。用时捣碎。

2. 炒酸枣仁

取净酸枣仁，置于温度适宜的热锅内，用文火炒至鼓起、有爆裂声、色微变深、有香气逸出时，取出，放凉。用时捣碎。

注意：本品不宜久炒，否则会油枯而失效。

【质量要求】

1. 酸枣仁

酸枣仁呈扁圆形或扁椭圆形，表面紫红色或紫褐色，平滑有光泽，有的有裂纹，有的两面均呈圆隆状突起，一面较平坦，中间或有一条隆起的纵线纹；另一面稍突起，一端凹陷，可见线形种脐，另端有细小突起的合点，种皮较脆，胚乳白色，子叶浅黄色，富油性，气微，味淡。

2. 炒酸枣仁

炒酸枣仁表面微鼓起，微具焦斑，略有焦香气，味淡。

两者含酸枣仁皂苷 A（$C_{58}H_{94}O_{26}$）不得少于 0.030%，含斯皮诺素（$C_{28}H_{32}O_{15}$）不得少于 0.080%。

【性味功能】

酸枣仁味甘、酸，性平。归肝、胆、心经。具有养心补肝、宁心安神、敛汗、生津的功能。

【临床应用】

1. 用于心悸失眠

本品味甘，入心、肝经，能养心阴、益肝血而有安神之效，为养心安神之要药。主治心肝阴血亏虚、心失所养、神不守舍之心悸、怔忡、健忘、失眠、多梦、眩晕等症，常与当归、白芍、何首乌、龙眼肉等补血、补阴药配伍；若治肝虚有热之虚烦不眠，常与知母、茯苓、川芎等同用，如酸枣仁汤（《金匮要略》）；若心脾气血亏虚、惊悸不安、体倦失眠者，可以本品与黄芪、当归、人参等补养气血药配伍应用，如归脾汤（《校注妇人良方》）；若心肾不足、阴亏血少所致心悸失眠、健忘梦遗者，又当与麦冬、生地黄、远志等合用，如天王补心丹（《摄生秘剖》）。

2. 用于自汗、盗汗

本品味酸能敛而有收敛止汗之功效，常用治体虚自汗、盗汗，每与五味子、山茱萸、黄芪等益气固表止汗药同用。

3. 其他

本品味酸而收敛，故有敛阴生津止渴之功，还可用治伤津口渴咽干者，常与生地黄、麦冬、天花粉等养阴生津药同用。

【用法用量】

煎服，9～15 g；用时捣碎。

【贮藏养护】

贮干燥容器内，密闭，置阴凉干燥处，防蛀。

第十二节　活血祛瘀药

川　芎

【来源】

本品为伞形科植物川芎的干燥根茎。

唐代有熬制（《千金翼方》）。宋代有微炒、醋炒（《博济方》）、粟米泔浸（《重修政和经史证类备用本草》）、焙制（《普济本事方》）、煅制（《传信适用方》）、酒炒（《扁鹊心书》）等方法。元代增加了米水炒、茶水炒（《世医得效方》）、童便浸（《丹溪心法》）的方法。明清时期又增加了酒煮（《普济方》）、醋煮（《医学纲目》）、蒸制（《医学入门》）、盐水煮（《增补万病回春》）、酒洗（《宋氏女科秘书》）、煅炭、蜜炙（《济阴纲目》）、盐酒炙（《一草亭目科全书》）、酒浸（《医宗说约》）、白芷蒸（《得配本草》）等炮制方法。

【炮制方法】

1. 川芎

取原药材，除去杂质，按大小分开，略泡，洗净，润透，切薄片，干燥。

2. 酒川芎

取净川芎片，加黄酒拌匀，闷润，待酒被吸尽后，置炒制容器内，用文火加热，炒干，取出，放凉。每 100 kg 川芎，用黄酒 10 kg。

注意：本品含挥发油，在闷润时注意检查，防止出油变质，并忌高温干燥。

【性味功能】

川芎味辛，性温，归肝、胆、心包经，具有活血行气、祛风止痛的功效。用于月经不调、经闭痛经、癥瘕腹痛、胸胁刺痛、跌仆肿痛、头痛、风湿痹痛。本品辛温走窜，能升能散。

【临床应用】

1. 用于血瘀气滞痛证

本品辛散温通，既能活血化瘀，又能行气止痛，为"血中之气药"，具通达气血功效，故治气滞血瘀之胸胁、腹部诸痛。若治心脉瘀阻之胸痹心痛，常与丹参、桂枝、檀香等同用；若治肝郁气滞之胁痛，常配柴胡、白芍、香附，如柴胡疏肝散（《景岳全书》）；如治肝血瘀阻所致积聚痞块、胸胁刺痛，多与桃仁、红花等同用，如血府逐瘀汤（《医林改错》）。若治跌仆损伤、瘀肿疼痛，可配乳香、没药、三七等药用。

川芎善"下调经水，中开郁结"，为妇科要药，能活血调经，可用治多种妇产科的疾病。如治血瘀经闭、痛经，常与赤芍、当归等同用，如少腹逐瘀汤（《医林改错》）；若属寒凝血瘀者，可配桂心、当归等，如温经汤（《妇人良方》）；若治产后恶露不下、瘀阻腹痛，可配当归、桃仁、炮姜等，如生化汤（《傅青主女科》）；治月经不调、月经先期或错后，可配益母草、当归等，如益母胜金丹（《医学心悟》）。

2. 用于头痛、痹痛

本品为治头痛之要药。无论风寒、风热、风湿、血虚、血瘀均可随症配伍应用。治风湿痹证，常配独活、桂枝等，如独活寄生汤。

【用法用量】

煎服，3～10 g。酒炒后能增强活血行气、止痛作用。

【注意事项】

凡阴虚火旺、多汗、热盛及无瘀滞之出血症和孕妇均应慎用。

【贮藏养护】

贮干燥容器内，密闭，置阴凉干燥处。防霉、防蛀。

乳 香

【来源】

本品为橄榄科植物乳香树或鲍达乳香树及野乳香树皮部渗出的干燥胶树脂。春、夏两季均可采收。采收时将树干的皮部由下向上顺序切伤，使树脂从伤口渗出，数天后凝成块状即可采收。

唐代有研法（《经效产宝》）。宋代有炒制（《重修政和经史证类备用本草》)、米制、姜制（《圣济总录》)、醋制（《太平惠民和剂局方》)、酒制（《洪氏集验方》)、竹叶制（《卫生家宝产科备要》)、去油制法（《扁鹊心书》)。明清时期增加有煮制、煅制（《普济方》)、焙制（《寿世保元》)、炙制（《景岳全书》)、乳制（《炮炙大法》)、黄连制（《普济方》)、灯心制（《奇效良方》) 等炮制方法。现在主要的炮制方法有醋炒、炒黄、炒熔、炒去油等。

【炮制方法】

1. 乳香

取原药材，除去杂质，将大块者砸碎。

2. 醋乳香

取大小一致的净乳香，置炒制器具内，用文火加热，炒至冒烟，表面微熔，喷淋定量的醋，边喷边炒至表面呈油亮光泽时，迅速取出，摊开晾凉。每 100 kg 净乳香，用醋 5 kg。

3. 炒乳香

取大小一致的净乳香，置炒制器具内，用文火加热，炒至冒烟，表面熔化显油亮光泽时，迅速取出，摊开晾凉。

【质量要求】

1. 乳香

乳香为不规则乳头状小颗粒或小团块状。表面黄棕色，半透明或不透明，稍有光泽，附有白色粉尘，质坚脆，有黏性。气香，味苦辛。

2. 醋乳香

醋乳香表面深黄色，显油亮光泽，略有醋气。

3. 炒乳香

炒乳香表面油黄色，微透明，质坚脆，具特异香气。

【性味功能】

乳香味辛、苦，性温，归心、肝、脾经，具有活血行气、通经止痛、消肿生肌的功效。生乳香气味辛烈，对胃有较强的刺激性，易引起恶心、呕吐，活血消肿、止痛力强。

【临床应用】

1. 用于血瘀诸痛证

本品既善活血止痛，又兼行气。治瘀血阻滞心腹疼痛、癥瘕积聚，常与当归、丹参等配伍，如活络效灵丹；治血瘀气滞胃脘痛，常与延胡索、川楝子等配伍，以活血行气止痛；治风湿痹痛、肢体麻木，常与秦艽、独活等祛风湿药配伍，如蠲痹汤。

2. 用于外伤科跌打损伤、疮疡痈肿

本品既能活血化瘀止痛，又能活血消痈、去腐生肌，为外伤科要药。治跌打损伤、瘀滞肿痛，常与没药、血竭等配伍，如七厘散；治疮疡肿毒初起，红肿热痛，常与金银花、白芷、没药等配伍，以清热解毒、活血消肿，如仙方活命饮；若痈疽、瘰疬、痰核、肿块坚硬不消，配伍没药、麝香、雄黄以解毒消痈散结，如醒消丸；治疮疡破溃、久不收口，常配没药研末外用，如《疮疡经验全书》海浮散，亦可加儿茶、血竭等同用，如《医宗金鉴》腐尽生肌散。

【用法用量】

煎服，3～10 g。外用适量。生用或炒去油用。

【注意事项】

本品气浊味苦，对胃有刺激性，易致呕吐，胃弱者慎用。孕妇及无瘀滞者忌用。

【贮藏养护】

贮干燥容器内，密闭，置阴凉干燥通风处。防潮。

没 药

【来源】

本品为橄榄科植物地丁树或哈地丁树的干燥胶树脂。

唐代有研法；宋代有童便制、蒸制、酒制、去油制法；明清时期增加有炒制、灯心炒、童便酒制等炮制方法。现行主要有醋炙、炒黄、炒去油等炮制方法。

【炮制方法】

1. 没药

取原药材，除去杂质，捣碎或剁碎。

2. 醋没药

取净没药，按大小分开，置锅内用文火加热，炒至冒烟、表面微熔，喷淋米醋，再炒至表面显油亮光泽时，取出放凉。每100 kg 没药，用醋 10 kg。

3. 炒没药

取净没药，按大小分开，置锅内用文火加热，炒至冒烟，表面呈油亮光泽时，取出放凉。

【质量要求】

1. 没药

没药呈颗粒状或不规则碎块状，红棕色或黄棕色，表面粗糙，附有灰尘。质坚脆。气特殊，味苦而微辛。

2. 醋没药

醋没药呈小碎块状或圆颗粒状，表面黑褐色或棕褐色，油亮，略有醋气。

3. 炒没药

炒没药呈小碎块或圆颗粒状，表面黑褐色或棕黑色，有光泽，气微香。

【性味功能】

没药味辛、苦，性平。归心、肝、脾经。

【临床应用】

用于瘀血阻滞诸痛、跌打损伤、疮疡痈肿。性能功用与乳香相似，常与之相须。二者的区别在于乳香偏于行气、伸筋，没药偏于散血化瘀。

【用法用量】

同乳香。

【注意事项】

同乳香。如乳香、没药同用，则两药用量均应相应减少。

【贮藏养护】

贮干燥容器内，密闭，置阴凉干燥通风处。防潮。

延 胡 索

【来源】

本品首载于《雷公炮炙论》，为罂粟科多年生草本植物延胡索的干燥块茎。主产于浙江、江苏、湖北等地。夏初茎叶枯萎时采挖。切厚片或捣碎，生用或醋炙用。本品气微，味苦。主要含生物碱，其中以延胡索乙素、甲素、丑素和去氢延胡索甲素的生物活性最强。

宋代有炒制、醋炒（《博济方》），熬制（《重修政和经史证类备用本草》）、粳米炒（《圣济总录》）、拌糯米炒（《太平惠民和剂局方》）、醋煮（《济生方》）、盐炒（《类编朱氏集验医方》）等。明清时期增加了炮、煨炒、米醋炙（《普济方》），醋纸包煨（《医学纲目》），酒煮、酒磨服（《医学入门》），酒炒（《增补万病回春》），醋蒸、酒蒸（《本草乘雅半偈》），酒焙（《类证治裁》）等方法。《中国药典》载有延胡索和醋延胡索，《全国中药炮制规范》还载有酒延胡索。

炮制作用论述，如"上部酒炒用，中部醋炒用，下部盐水炒"（《本草通玄》），"生用破血，炒用调血，酒炒行血"（《医宗说约》）。

【炮制方法】

1. 延胡索

取原药材，除去杂质，大小分开，洗净，稍浸，润至透心（手捏压无吱吱声或无坚硬感），切厚片，干燥，筛去碎屑；或洗净干燥，用时捣碎。

2. 醋延胡索

1）取净延胡索片或延胡索颗粒，加入定量醋拌匀，闷润，待醋被吸尽后，置炒制器具内，用文火加热，炒干，取出，晾凉，筛去碎屑。

2）取净延胡索，加入定量醋和适量清水（以液面与药面相平为宜），置煮制器具内，用文火加热，煮至透心，醋液被吸尽时，取出，晾至六成干，切厚片，晒干后筛去碎屑；或干燥后捣碎。

每 100 kg 净延胡索，用醋 20 kg。

3. 酒延胡索

取延胡索片，加入定量的黄酒拌匀，密闭闷润至酒被吸尽后，置炒制器具内，用文火加热，炒干，取出，晾凉，筛去碎屑。每 100 kg 净延胡索片，用黄酒 15 kg。

【质量要求】

延胡索为圆形厚片或不规则的碎颗粒，断面黄色，角质样，具蜡样光泽。周边呈黄色或黄褐色，有不规则网状皱纹。质硬而脆，气微，味苦。醋延胡索片面深黄色或黄褐色，光泽不明显，味苦，略有醋气。酒延胡索略具酒气。

【临床应用】

本品辛散苦泄温通，能行血中气滞、气中血滞，专治一身上下诸痛，为止痛之良药。无论何种痛证皆宜，尤以治心腹诸痛所常用。若治心痛欲死，可单用为末服；治胃脘痛不可忍者，以本品为末温酒调服；治肝气犯胃、郁而化热所致胃脘疼痛连及两胁者，与川楝子同用，以疏肝泄热、行气止痛，如《素问病机气宜保命集》金铃子散；治寒疝腹痛，可配疏肝行气、散寒止痛之品，如小茴香、吴茱萸等；治气滞血瘀之痛经、月经不调、产后瘀滞腹痛，常配活血养血、调经止痛之品，如当归、红花、香附等；治跌打损伤、瘀肿疼痛，每与散瘀止痛药同用，如乳香、没药等。

现代研究报道，以延胡索或以延胡索为主组成的复方制剂均具有明显的镇痛作用，并能增加冠脉血流量、保护心肌、抵抗脑缺血损伤、抗溃疡、抑制胃酸分泌，临床广泛用于多种疼痛的治疗，如以单味延胡索制成的可达灵片治疗冠心病、心绞痛、急性心肌梗死、陈旧性心肌梗死；或配伍白芷，治疗胃炎、消化性溃疡之胃痛，各种肝脏疾病之胁痛，血管神经性头痛、外伤头痛、痛经等，如元胡止痛片。

【用法用量】

煎服，3～9 g；研末吞服，一次 1.5～3.0 g。

【注意事项】

孕妇忌服。

【贮藏养护】

置通风干燥处，防蛀。

丹　参

【来源】

本品首载于《神农本草经》，为唇形科多年生草本植物丹参的干燥根及根茎。主产于四川、安徽、江苏等地。春、秋二季采挖。生用或酒炙用。本品气微，味微苦、涩。主要含脂溶性成分丹参酮Ⅰ、ⅡA、ⅡB，隐丹参酮，异丹参酮等；水溶性成分丹参素，丹参酸甲、乙、丙，原儿茶酸，原儿茶醛等。

唐代有熬令紫色（《千金要方》）。宋代有去芦头（《太平圣惠方》）、锉炒令黑黄、微炙（《圣济总录》）、焙制（《卫生家宝产科备要》）等。明清时期有酒洗（《医学入门》）、酒浸（《本草原始》）、酒炒（《药品辨义》）、酒蒸（《笔花医镜》）、猪心血拌炒（《本草害利》）等。《中国药典》载有丹参和酒丹参。

【炮制方法】

1. 丹参

取原药材，除去杂质及残茎，洗净，润透，切厚片，干燥，筛去碎屑。

2. 酒丹参

取净丹参片，用黄酒拌匀，稍闷润，待酒被吸尽后，置预热适度的炒制容器内，用文火加热，炒干，片面呈黄褐色，取出晾凉，筛去碎屑。每100 kg丹参片，用黄酒10 kg。

【质量要求】

1. 丹参

丹参为类圆形厚片，皮部棕红色，木部灰黄色或紫褐色，导管束黄白色，呈放射状排列，周边暗红棕色；气微，味微苦、涩。

2. 酒丹参

酒丹参为黄褐色，略具酒气。

【性味功能】

丹参味苦，性微寒。归心、肝经。可活血调经、凉血消痈、安神。

【临床应用】

1. 用于血瘀经闭、痛经、月经不调、产后瘀滞腹痛等证

本品善活血祛瘀、调经止痛，为妇科调经之要药。前人有"一味丹参散，功同四物汤"之说。可单用为末，陈酒送服，如丹参散。亦常与红花、桃仁、益母草等活血调经药配伍，以增疗效。

2. 用于血瘀之心腹疼痛、癥瘕积聚等证

本品能活血祛瘀、消癥散结，为活血化瘀之要药。治血瘀气滞所致心腹、胃脘疼痛，与檀香、砂仁配伍，以活血行气止痛，如丹参饮；治癥瘕积聚，与三棱、莪术等活血消癥药配伍；治肢体关节疼痛，常与没药、当归等同用，以活血和血止痛。

3. 用于疮疡痈肿

本品既凉血又活血，能清泻瘀热而消痈肿。治疗疮疡痈肿或乳痈初起，常与金银花、蒲公英等清热解毒药配伍。

4. 用于温热病热入营血、烦躁不安及心悸失眠等证

本品能凉血清心、除烦安神。治温热病热入营血、烦躁不安，与生地黄、玄参等清热凉血药配伍，如清营汤；治心阴血不足、虚热内扰之心悸、失眠，常与酸枣仁、人参等配伍，以益气养血、养心安神，如天王补心丹。

【用法用量】

煎服。9～15 g。

【注意事项】

不宜与藜芦同用。

【贮藏养护】

贮干燥容器内，酒丹参密闭，置通风干燥处，防潮。

牛　膝

【来源】

本品常用的有怀牛膝和川牛膝两种。怀牛膝为苋科植物牛膝的根；川牛膝为苋科植物川牛膝（甜牛膝）的干燥根。冬季茎叶枯萎时采挖，除去地上茎、须根及泥沙，捆成小把，晒至干皱后，将顶端齐切，晒干。药材以根长、肉肥、皮细、黄白色为佳。

【炮制方法】

1. 牛膝

取原药材，除去杂质，洗净，润透，除去芦头，切段，晒干或低温干燥。筛去碎屑。

2. 酒牛膝

取牛膝段，加入定量黄酒拌匀，稍闷润，待酒被吸尽后，置炒制容器内，用文火加热，炒干，取出，晾凉。每 100 kg 牛膝段，用黄酒 10 kg。

3. 盐牛膝

取牛膝段，加入定量食盐水拌匀，稍闷润，待盐水被吸尽后，置炒制容器内，用文火加热，炒干，取出，晾凉。每 100 kg 牛膝段，用食盐 2 kg。

【性味功能】

牛膝味苦、酸，性平。归肝、肾经。可逐瘀通经、引血下行、补肝肾、强筋骨。怀牛膝长于补肝肾，并宜炒用。

【临床应用】

1. 用于血滞经闭、痛经、产后瘀血腹痛及跌打损伤等

本品常与川芎、赤芍、桃仁等同用。如用于气滞血瘀者，可与木香等同用，共奏行气活血之功，如牛膝散。用于腰膝及足部伤痛者，常与当归、川芎、续断等同用。

2. 用于肝肾不足之腰膝酸软无力

本品有补肝肾、强筋骨之效。常与杜仲、续断配伍，如续断丸；若治风湿痹痛日久、损及肝肾之腰膝酸痛，常与独活、桑寄生等祛风湿、强筋骨药配伍，如独活寄生汤；若湿热成痿，足膝痿软，则常与黄柏、苍术配伍，如三妙丸。

3. 用于上部火热证

本品能引火（血）下行，以降上炎之火。治气火上逆、血热妄行之吐血、衄血等上部出血证，常与栀子、白茅根、代赭石配伍，以引血下行、降火止血；治肝阳上亢之头痛、眩晕、目赤，常与代赭石、生龙骨、牡蛎等平肝潜阳药配伍，如镇肝息风汤；治胃火上炎之牙龈肿痛、口舌生疮，常与熟地黄、石膏、知母等配伍，以清胃滋阴降火，如玉女煎。

4. 用于淋证、水肿、小便不利

本品能利尿通淋。治热淋、血淋、石淋等，常与冬葵子、瞿麦、滑石等利尿通淋药配伍，如牛膝汤；治水肿、小便不利，常与地黄、泽泻、车前子等同用，如济生肾气丸。

【用法用量】

4.5~9 g。入汤剂。

【注意事项】

孕妇及月经过多者忌用。

【贮藏养护】

置于阴凉干燥处，防潮。

益母草

【来源】

本品为唇形科植物益母草的干燥地上部分。夏季茎叶茂盛、花未开或初开时采割，晒干，或切段晒干。

宋代有烧灰存性法（《太平圣惠方》）。明清时期有醋制（《本草蒙筌》）、炒制（《本草汇纂》）、炒炭（《增广验方新编》）、蜜炙、酒蒸（《得配本草》）等方法。清代对其炮制目的有所阐述，如《得配本草》有"白花入气分，红花入血分，或酒拌蒸，或蜜水炒，去瘀生用"。现在主要的炮制方法有酒炙等。

【炮制方法】

1. 益母草

取原药材，除去杂质，迅速洗净，润透，切段，干燥。

2. 酒益母草

取净益母草段，加定量黄酒拌匀，润透，文火炒干。每100 kg益母草，用黄酒15 kg。

3. 益母草炭

取净益母草段，中火炒至叶焦黑色、茎焦褐色，取出晾凉。

【性味功能】

益母草味苦、辛，性微寒。归肝、心、膀胱经。可活血祛瘀、利水消肿、清热解毒。

【临床应用】

1. 用于血滞经闭、痛经，经行不畅、产后恶露不尽、瘀滞腹痛

本品苦泄辛散，主入血分，善活血调经、祛瘀通经，为妇产科之要药，故名益母。治血滞经闭、痛经、月经不调，可单用熬

膏服，如益母草流浸膏、益母草膏，亦可配当归、丹参、川芎、赤芍等药用，如益母丸（《集验良方》）；治产后恶露不尽、瘀滞腹痛，或难产、胎死腹中，既可单味煎汤或熬膏服用，又可配当归、川芎、乳香等药用，如送胞汤（《傅青主女科》）。

2. 用于水肿、小便不利

本品既能利水消肿，又能活血化瘀，尤宜治水瘀互阻的水肿，可单用，亦可与白茅根、泽兰等同用。用于血热及瘀滞之血淋尿血，可与车前子、石韦、木通同用。

3. 用于跌打损伤、疮痈肿毒、皮肤瘾疹

本品既能活血散瘀以止痛，又能清热解毒以消肿。用于跌打损伤瘀痛，可与川芎、当归同用；治疮痈肿毒、皮肤瘾疹，可单用外洗或外敷，亦可配黄柏、蒲公英、苦参等煎汤内服。

【用法用量】

煎服，9～30 g。

【注意事项】

孕妇禁用。

【贮藏养护】

置干燥处。

第十三节　止血药

三　七

【来源】

本品为五加科植物三七的干燥根及根茎。秋季开花前采挖，洗净，分开主根、支根及根茎，干燥。支根习称"筋条"，根茎习称"剪口"。主产于云南文山，广西、四川、湖北、江西等地有野生，多系栽培。

【炮制方法】

1. 三七

取原药材，除去杂质，用时捣碎。

2. 三七粉

取三七，洗净，干燥，研细粉。

3. 熟三七

取净三七，打碎，分开大小块，用食油炸至表面棕黄色，取出，沥去油，放凉，研细粉。或取三七，洗净，蒸透，取出，及时切片，干燥。

【质量要求】

1. 三七

三七为圆锥形或纺锤形，上端较粗，下端渐细。外表面土黄色或黄褐色，习称"铜皮"，底部有剪断枝根痕，顶部周围有瘤状突起，习称"狮子头"。质坚实，难折断，断面灰绿色、黄绿色或灰白色，类角质，具蜡样光泽，形成层明显，中心可见放射状纹理，并有裂隙，习称"铁骨"，气微，味苦回甜。

2. 三七粉

三七粉呈灰黄色或黄绿色细粉末，气微，味苦回甜。熟三七为棕黄色细粉末，略有油气，味微苦。

3. 熟三七片

熟三七片为类圆形薄片，表面棕黄色，角质样，有光泽，质坚硬，易折断，气微，味苦回甜。

【性味功能】

三七味甘、微苦，性温。可散瘀止血、消肿定痛。用于咯血、吐血、衄血、便血、崩漏、外伤出血、胸腹刺痛、跌打肿痛。

【临床应用】

1. 用于各种出血证

本品功善止血，又能化瘀生新，有止血不留瘀、化瘀不伤正的特点，治诸内外出血病证，无论有无瘀滞，均可使用，但兼瘀者尤为适宜。单用内服或外敷，即有良效，亦可与花蕊石、血余炭等同用，如化血丹。

2. 用于跌仆瘀肿疼痛

本品为伤科之要药。可单用内服或外敷，亦可与当归、土鳖虫等同用，如跌打丸等。

3. 其他

1）本品还广泛用于胸痹心痛、积聚癥瘕、血瘀经闭、痛经及产后瘀阻腹痛等证。

2）民间常将本品与猪肉炖服，治虚损劳伤。

3）现代用治冠心病心绞痛、脑卒中后遗症、高脂血症等，均有较好疗效。

【用法用量】

煎服，3~9 g，研粉吞服，一次1~3 g。外用适量。

【注意事项】

孕妇慎用。

【贮藏养护】

置阴凉干燥处，防蛀。粉末用玻璃瓶装，防潮。

大 蓟

【来源】

本品为菊科植物蓟的干燥地上部分或根。夏、秋二季花开时采割地上部分，或秋末挖根，除去杂质，晒干。

唐代有切制（《千金翼方》）、捣汁（《食疗本草》）、酒渍（《外台秘要》）等炮制方法。宋代增加了焙制（《圣济总录》）。金元时期增有烧炭（《十药神书》）。明代有锉碎（《本草品汇精要》）和童便制（《奇效良方》）。清代新增了酒洗法和酒洗童便复制法（《本草汇》）。此时，其炮制方法已有10多种。

炮制作用论述，如"消肿捣汁，止血烧灰存性"（《炮炙大法》）。

【炮制方法】

1. 大蓟

取原药材，除去残根及其他杂质，洗净，稍润，切段，干燥。

2. 大蓟炭

取净大蓟段，置已预热好的炒制器具中，用武火加热，炒至表面呈焦黑色或黑褐色、有火星出现时，喷淋少许清水，略炒，取出。晾凉。筛去碎屑。

【性味功能】

大蓟味甘、苦，性凉。归心、肝经。具有凉血止血、祛瘀消肿的作用。生品以凉血消肿力胜。

【临床应用】

1. 用于血热出血证

本品性凉，善凉血止血。凡血热妄行所致的各种出血证均可应用，尤多用于吐血、咯血及崩漏下血，每与小蓟相须为用，或配伍泻火凉血之品，如《十药神书》十灰散，以之与栀子、大黄、小蓟等同用。

2. 用于热毒痈肿

本品既能清热解毒，又兼散瘀消肿。无论内外痈肿均可运用，可单用鲜品煎汤内服或捣烂外敷，或与其他清热解毒药同用以增效。

3. 其他

大蓟还具有降血压、利胆退黄作用。

【用法用量】

煎服，9～15 g。外用鲜品适量，捣烂敷患处。

【贮藏养护】

置通风干燥处。

蒲　黄

【来源】

蒲黄始载于《神农本草经》，其炮制首见于南北朝《雷公炮炙论》。历代尚有炒蒲黄、蒸蒲黄、醋蒲黄、酒蒲黄等。《中国药典》2020 版载有蒲黄制品。

【炮制方法】

1. 蒲黄

取原药材，揉碎结块，除去花丝及杂质。

2. 蒲黄炭

取净蒲黄，置炒制容器内，用中火加热，炒至棕褐色，喷淋少许清水，灭尽火星，取出晾干。

【质量要求】

蒲黄为花粉类药物，质轻松，炒制时火力不可过大，出锅后应摊晾散热，防止复燃，检查确已凉透，方能收贮。如喷水较多，则需晾干，以免发霉。

【性味功能】

蒲黄味甘、微辛，性平。归肝、心经。可化瘀、止血、利尿。

【临床应用】

1. 用于出血证

本品甘平，长于收敛止血，兼有活血行瘀之功，为止血行瘀之良药，有止血不留瘀的特点，对出血证无论属寒属热，有无瘀滞，均可应用，但以属实夹瘀者尤宜。用治吐血、衄血、咯血、尿血、崩漏等，可单用冲服，亦可配伍其他止血药，如《太平圣惠方》治鼻衄经久不止，以之与石榴花同用，和研为散服；若治月经过多、漏下不止，可配合龙骨、艾叶用，如蒲黄丸（《圣济总录》）；治尿血不已，可与郁金同用；治外伤出血，可单用外掺伤口。

2. 用于瘀血痛证

本品能行血通经、消瘀止痛，凡跌打损伤、痛经、产后疼痛、心腹疼痛等瘀血作痛者均可运用，尤为妇科所常用。如《塞上方》治跌打损伤，单用蒲黄末，温酒服；若治心腹疼痛、产后瘀痛、痛经等，常与五灵脂同用，如失笑散（《太平惠民和剂局方》）。

3. 用于血淋尿血

本品既能止血，又能利尿通淋，故可用治血淋尿血，常与生地黄、冬葵子同用，如蒲黄散（《证治准绳》）。

4. 其他

本品尚可用治重舌、木舌、舌胀满口、口舌生疮等，可研末撒患处。

【用法用量】

煎服，5~9 g；包煎外用适量，敷患处。

【注意事项】

炒炭后及时散热，防止复燃。孕妇慎用。

【贮藏养护】

贮干燥容器内，密闭，置通风干燥处，防潮、防蛀。

茜 草

【来源】

本品为茜草科植物茜草的干燥根及根茎。春、秋二季采挖，除去泥沙，干燥。

茜草始载于《神农本草经》，其炮制首见于南北朝《雷公炮炙论》。历代尚有茜草、酒茜草、焙茜草等。《中国药典》2020版载有茜草制品。

【炮制方法】

1. 茜草

取原药材，除去残茎及杂质，洗净，润软，切厚片或段，干燥。筛去碎屑。

2. 茜草炭

取茜草片或段，置炒制容器内，用武火加热，炒至外表呈焦黑色，喷淋少许清水，灭尽火星，取出，晾凉。

【质量要求】

茜草为不规则的厚片或段，周边红棕色或暗棕色，具细纵皱纹及少数细根痕；片面平坦，皮部狭、紫红色，木部宽广、浅黄红色。体轻，质脆，易折断，味微苦，久嚼刺舌。茜草炭表面呈焦黑色，内部棕褐色，质轻松，味涩。

【性味功能】

茜草味苦，性寒。归肝经。可凉血止血、祛瘀通经。

【临床应用】

1. 用于血热夹瘀的出血证，如吐血、衄血、崩漏、尿血、便血等

本品苦寒泄降，专入肝经血分，能凉血止血，又能活血散瘀。治吐血、衄血等，常配大蓟、侧柏叶等，如十灰散；若治冲

任不固之崩漏，则配黄芪、白术、海螵蛸等，如《医学衷中参西录》安冲汤。

2. 用于血瘀经闭、跌打损伤、风湿痹痛等

本品能消瘀滞、通血脉、利关节。尤多用于妇科，早在《黄帝内经》中，就有以本品配海螵蛸、雀卵、鲍鱼治血枯经闭的记载；临床治血瘀经闭，常与桃仁、红花、当归等同用。治跌打损伤及风湿痹痛，可单味泡酒服，或与其他活血疗伤药及祛风通络药同用。

【用法用量】

煎服，6~9 g。

【注意事项】

脾胃虚寒及无瘀滞者忌服。

【贮藏养护】

置干燥处。

地　榆

【来源】

本品为蔷薇科多年生草本植物地榆或长叶地榆的干燥根。地榆主产于东北、内蒙古、山西、陕西等地；长叶地榆主产于安徽、浙江、江苏、江西等地。春季将发芽时或秋季植株枯萎时采挖。干燥。生用或炒炭用。

【炮制方法】

1. 地榆

取原药材，除去杂质；未切片者，洗净，除去残根，润透，切厚片，干燥。筛去碎屑。

2. 地榆炭

取地榆片，置炒制容器内，用武火加热，炒至表面焦黑色、

内部棕褐色，喷淋少许清水，灭尽火星，取出，晾凉。

【质量要求】

1. 地榆

地榆为不规则的圆形厚片。表面紫红色或棕褐色，有排列成环状的小白点，或间有黄白色的条纹，周边暗紫红色或灰褐色，粗糙，有纵皱纹。质坚。气微，味微苦、涩。

2. 地榆炭

地榆炭表面焦黑色，内部棕褐色。质脆，味焦苦、涩。

【性味功能】

地榆味苦、酸、涩，性微寒。归肝、大肠经。可凉血止血、解毒敛疮。

【临床应用】

1. 用于各种血热出血证

本品功善凉血泄热、收敛止血。尤多用于下焦血热所致的便血、痔血、血痢及崩漏等。治便血、痔血，多与槐花、栀子等同用，以清热凉血止血；治下痢脓血、里急后重，可配黄连、木香等，以清热解毒、凉血止痢；治崩漏，则常与生地黄、黄芩、蒲黄等同用。

2. 用于痈疽肿毒

本品有泻火解毒作用。对痈疽初起未成脓者，可单用捣敷，亦可与三七、田基黄等共研末调敷，或与清热解毒药共用。

3. 用于水火烫伤、湿疹、皮肤溃烂

本品有解毒敛疮作用，为治烫伤之要药。对烧烫伤，可单用研末，或配大黄研末，用麻油调敷；对湿疹及皮肤溃烂，可与苦参、大黄同煎，以纱布沾药汁湿敷，或配煅石膏、枯矾研末加凡士林调涂。

【用法用量】

煎服，9～15 g。外用适量，研末涂敷患处。

【注意事项】

处方写地榆时，应付地榆炭。

【贮藏养护】

置通风干燥处，防蛀。

侧柏叶

【来源】

本品为柏科植物侧柏的干燥嫩枝梢与叶。栽培或野生。全国大部分地区多有生产。夏、秋两季均可采收，剪下小枝，晾干。药材以叶嫩、色青绿、无碎末者为佳。

【炮制方法】

1. 侧柏叶

取原药材，除去杂质、粗梗及果实，筛去灰屑。

2. 侧柏叶炭

取净侧柏叶，置炒制容器内，用武火加热，炒至焦褐色，喷淋清水少许，灭尽火星，取出凉透。

【性味功能】

侧柏叶味苦、涩，性寒。归肺、肝、脾经。可凉血止血、生发乌发。

【临床应用】

1. 用于血热出血证

本品苦涩性寒，善清血热，兼能收敛止血，为治各种出血病证之要药，尤以血热者为宜。若治血热妄行之吐血、衄血，常与荷叶、地黄、艾叶同用，均取鲜品捣汁服之，如四生丸（《校注妇人良方》）；治尿血、血淋，配蒲黄、小蓟、白茅根；治肠风下血、痔血或血痢，配槐花、地榆；治崩漏下血，多与芍药同用。本品亦可用于虚寒性出血，常配伍温里祛寒之药。若配伍干姜、艾叶等，可用治中气虚寒、吐血不止，如柏叶汤（《金匮要略》）；若配伍川断、鹿茸、阿胶等，可用治下焦虚寒，便血不止，如断红汤（《张氏医通》）。

2. 用于肺热咳嗽

本品苦能泄降，寒能清热，长于清肺热、化痰止咳。适用于肺热咳喘、痰稠难咳者，可单味运用，或配伍贝母、制半夏等。

3. 用于生发乌发

本品尚有生发乌发之效，适用于血热脱发、须发早白。以本品为末，和麻油涂之。

【用法用量】

煎服，6～12 g。外用适量。

【注意事项】

炒炭后及时散热，防止复燃。

【贮藏养护】

侧柏炭贮干燥容器内，密闭，置通风干燥处。

白茅根

【来源】

本品为禾本科植物白茅的干燥根茎。春、秋两季采挖，洗净，晒干，除去须根及膜质叶鞘，捆成小把。全国各地均产。

【炮制方法】

1. 白茅根

取原药材，微润，切段，干燥。筛去灰屑。

2. 白茅根炭

取茅根段，置炒制容器内，用中火加热，炒至表面焦褐色，内部焦黄色，喷淋少许清水，灭尽火星，取出晾干。

【性味功能】

白茅根味甘，性寒。归肺、胃、膀胱经。可凉血止血、清热利尿、清肺止咳。

【临床应用】

1. 用于血热出血证

尤善治上部火热出血，因其性寒降，能利尿，又为膀胱湿热之尿血、血淋常用。

1）治鼻出血，鲜品捣汁服用。

2）治咯血，多与藕同用，取鲜品煮汁服。

3）治尿血、血淋，可单味大剂量煎服，或与大蓟、小蓟等同用，如十灰散。

2. 用于水肿、小便不利及湿热黄疸

1）治水肿、小便不利，单用或与车前子、赤小豆等同用。

2）治湿热黄疸，多与茵陈、栀子等同用。

3. 用于胃热呕吐、肺热咳嗽

1）治胃热呕吐，常配葛根同用，如茅根汤。

2）治肺热咳嗽，常配桑白皮同用。

【用法用量】

煎服，9～30 g，鲜品 30～60 g。

【贮藏养护】

置干燥处，白茅根炭密闭。

槐　花

【来源】

本品为豆科植物槐的干燥花及花蕾。前者习称"槐花"，后者习称"槐米"。夏季花开放或花蕾形成时采收，及时干燥，除去枝、梗及杂质。

宋代有微炒（《太平圣惠方》）、炒黄（《小儿卫生总微方论》）、炒焦（《史载之方》）、麸炒（《圣济总录》）、地黄汁炒（《产育宝庆集》）等炮制方法。明代除炒法外，增加了醋煮（《奇效良方》）、烧灰存性（《济阴纲目》）和酒浸炒（《炮炙大法》）等法。清代仍沿用炒法。

【炮制方法】

1. 槐花

取原药材，除去杂质及梗，筛去灰屑。

2. 炒槐花

取净槐花置炒制容器内，用文火加热，炒至深黄色，取出放凉。

3. 槐花炭

取净槐花置炒制容器内，用中火加热，炒至焦褐色时，喷淋清水少许，灭尽火星，取出凉透，干燥。

【性味功能】

槐花味苦，性微寒。归肝、大肠经。可凉血止血、清肝炎。

【临床应用】

1. 用于血热出血证

本品寒凉苦降，善清大肠之火热而凉血止血，故擅治便血、痔血。治吐血、衄血，常与仙鹤草、白茅根等同用；治便血、痔血，常与地榆相须为用；如治大肠热盛、出血鲜红，可与栀子、黄芩等同用，以加强清肠止血作用。

2. 用于肝火上炎之目赤头痛

本品有清肝明目作用。常与夏枯草、黄芩、栀子、菊花等同用。现代用槐花煎汤代茶，治疗高血压和预防脑出血有效。

【用法用量】

煎服，4.5~9 g。

【注意事项】

炒炭后及时散热，防止复燃。

【贮藏养护】

贮干燥容器内，密闭，置通风干燥处，防蛀。

第十四节　平肝息风药

蜈　蚣

【来源】

本品为蜈蚣科动物少棘巨蜈蚣的干燥体。主产于江苏、浙江、湖北、湖南、河南、陕西等地。春、夏二季捕捉，用竹片插入头尾，绷直，干燥。

【炮制方法】

1. 蜈蚣

取原药材，除去竹片及头足，用时折断或捣碎。

2. 焙蜈蚣

取净蜈蚣，除去头足，用微火焙黄，质脆时，取出，放凉。

【质量要求】

1. 蜈蚣

蜈蚣为扁平长条形，全体共 22 个环节，头部暗红色或红褐色，略有光泽，背部棕绿色或墨绿色，有光泽，腹部棕黄色或淡黄色，皱缩，质脆，断面有裂隙，气微腥，具有特殊刺鼻的臭气，味辛而微咸。

2. 焙蜈蚣

焙蜈蚣微挂火色，质脆，有焦腥气。

【性味功能】

蜈蚣味辛，性温，有毒。归肝经。具有息风镇痉、通络止痛、攻毒散结的功能。

【临床应用】

1. 用于痉挛抽搐

本品性温，性善走窜，通达内外，搜风定搐力强，与全蝎均为息风要药，两药常同用，治疗各种原因引起的痉挛抽搐，如止痉散（《经验方》）；若治小儿撮口、手足抽搐，可配全蝎、钩藤、僵蚕等，如撮风散（《证治准绳》）；又如（《太平圣惠方》）万金散，配丹砂、轻粉等份研末，乳汁送服，治小儿急惊风；若治破伤风、角弓反张，即以本品为主药，配伍南星、防风等，如蜈蚣星风散（《医宗金鉴》）。经适当配伍，本品亦可用于癫痫、风中经络、口眼㖞斜等证。

2. 用于疮疡肿毒、瘰疬结核

本品以毒攻毒，味辛散结，同雄黄、猪胆汁配伍制膏，外敷治疗恶疮肿毒，效果颇佳，如不二散（《拔萃方》）；本品与茶叶共为细末，敷治瘰疬溃烂；新方结核散，配合全蝎、土鳖虫，共研细末内服，治骨结核；若以本品焙黄，研细末，开水送服，或与黄连、大黄、生甘草等同用，又可治毒蛇咬伤。

3. 用于风湿顽痹

本品有良好的通络止痛功效，与全蝎相似，故二药常与防风、独活、威灵仙等祛风、除湿、通络药同用，以治风湿痹痛、游走不定、痛势剧烈者。

4. 用于顽固性头痛

本品善搜风、通络止痛，可用治久治不愈之顽固性头痛或偏正头痛，多与天麻、川芎、白僵蚕等同用。

【用法用量】

煎服，2～5 g；研粉吞服，0.6～1 g；外用适量。入丸、散剂。

【注意事项】

本品有毒，用量不可过大。孕妇忌用。

【贮藏养护】

置于干燥处，防霉、防蛀。

蒺　藜

【来源】

本品为蒺藜科植物蒺藜的干燥成熟果实。秋季果实成熟时采割植株，晒干，打下果实，除去杂质。

南北朝刘宋时期有单蒸干燥后去刺再用酒拌蒸（《雷公炮炙论》）的方法。唐代用烧灰（《千金要方》）和熬（炒）（《外台秘要》）的炮制方法。此后，炒法为历代常用。宋代又有酒炒（《圣济总录》）、单蒸干燥后再用酒拌蒸（《太平惠民和剂局方》）、火炮（《急救仙方》）等法。明代亦有"酒炒去刺"（《医宗必读》）的方法。清代除酒蒸、酒炒外，还有酒浸焙焦（《本经逢原》）、人乳拌蒸、鸡子清炒、当归汁煮（《得配本草》）和醋炒（《类证治裁》）等法。明清时期还有一些有关炮制作用的论述。

【炮制方法】

1. 蒺藜

取原药材，除去杂质，去刺，用时捣碎。

2. 炒蒺藜

取净蒺藜，置炒制容器内，用文火加热，炒至微黄色，取出放凉，碾刺，筛去刺屑。用时捣碎。

3. 盐蒺藜

取净蒺藜用盐水拌匀，闷透，置炒制容器内，用文火加热，炒至表面黄色，取出放凉。每 100 kg 蒺藜，用食盐 2 kg。

【性味功能】

蒺藜味辛、苦，性微温；有小毒。归肝经。可平肝解郁、活血祛风、明目、止痒。用于头痛眩晕、胸胁胀痛、乳闭乳痈、目赤翳障、风疹瘙痒。

【临床应用】

1. 用于肝阳上亢之头晕目眩

本品味苦降泄，主入肝经，有平抑肝阳之功。用于肝阳上亢之头晕目眩等症，常与钩藤、珍珠母、菊花等平肝潜阳药同用。

2. 用于胸胁胀痛、乳闭胀痛

本品苦泄辛散，疏肝而散郁结，尚入血分而活血。用治肝郁气滞之胸胁胀痛，可与柴胡、香附、青皮等疏肝理气药同用。若治肝郁所致乳汁不通、乳房作痛，可单用本品研末服，或与王不留行等通经下乳药配伍应用。

3. 用于风热上攻之目赤翳障

本品味辛，又疏散肝经风热而明目退翳，为祛风明目之要药。用治风热目赤肿痛、多泪多眵或翳膜遮睛等症，多与菊花、蔓荆子、决明子、青葙子等同用，如白蒺藜散（《张氏医通》）。

4. 用于风疹瘙痒、白癜风

本品辛散苦泄，轻扬疏散，又有祛风止痒之功。治疗风疹瘙痒，常与防风、荆芥、地肤子等祛风止痒药配伍；若治血虚风盛所致瘙痒难忍者，应与当归、何首乌、防风等养血祛风药同用。《千金要方》单用本品研末冲服，治白癜风。

【用法用量】

煎服，6~9 g；用时捣碎。

【贮藏养护】

贮干燥容器内，密闭，置通风干燥处。盐蒺藜密闭，置于阴凉干燥处。防霉、防潮。

石决明

【来源】

本品为鲍科动物杂色鲍、皱纹盘鲍、羊鲍、耳鲍或白鲍的贝壳。夏、秋二季捕捉，去肉，洗净，干燥。

南北朝刘宋时期炮制方法较多，如去上粗皮，用盐水洗后再加五花皮、地榆、阿胶煮（《雷公炮炙论》）。唐代最早提到面煨。宋代有烧制（《苏沈良方》）、煨制（《重修政和经史证类备用本草》）、蜜制（《圣济总录》）等方法。元代有煮制（《原机启微》）。明代增加了盐炒、盐煅（《一草亭目科全书》）、磨汁（《奇效良方》）、醋制（《审视瑶函》）、火煅童便淬（《医宗粹言》）等法。清代增加了焙存性（《良朋汇集》）。此时，其炮制方法有10余种。

【炮制方法】

1. 石决明

取原药材，洗净，干燥，碾碎或碾粉。

2. 煅石决明

取净石决明，置无烟火炉内或煅容器内，煅至灰白色或青白色、易碎时，取出放凉，碾碎。

3. 盐石决明

取净石决明，用上法煅至酥脆，取出，喷淋盐水，干燥，碾碎。每100 kg石决明，用食盐2 kg。

【质量要求】

1. 石决明

石决明为不规则的块状或碎片，外面粗糙呈灰棕色，具有青灰色斑，内面光滑，有珍珠样光泽。质坚硬，不易破碎。气微，味微咸。

2. 煅石决明

煅石决明呈不规则块或细粉，灰白色或青灰色，无光泽。质地酥脆。

3. 盐石决明

盐石决明同煅石决明，气微，味咸。

【性味功能】

石决明味咸，性寒。归肝经。可平肝潜阳、清肝明目。用于头痛眩晕、目赤翳障、视物昏花、青盲雀目。

【临床应用】

1. 用于肝阳上亢、头痛眩晕

本品咸寒沉降，善清肝热、平肝阳，又略兼益阴之功，为平肝、凉肝之要药。用治肝阳上亢而热象明显之头晕胀痛、烦躁易怒者，常与其他清肝火、平肝阳药配伍，如《医醇剩义》羚羊角汤，以之与羚羊角、菊花等同用；若治肝肾阴虚、肝阳偏亢、头晕目眩、耳鸣，宜与养阴、平肝之品配伍，如《经验方》育阴潜阳汤，以之配生地黄、白芍等。

现代研究报道，本品具有镇静、解热、解痉作用，临床以之配伍天麻、钩藤、杜仲等，治疗高血压病、梅尼埃病、神经性头痛等属肝阳上亢者，如天麻钩藤颗粒。

2. 用于目赤、翳障、视物昏花

本品能明目退翳，为眼科要药，治疗目疾，不论虚实，均可应用，尤宜治肝热目疾。用治肝火上炎、目赤肿痛，常配伍清肝泻火药，如《太平惠民和剂局方》黄连羊肝丸，以之与黄连、龙胆等同用。治肝经风热、目生翳膜，每与疏风清热、明目退障之品配伍，如《证治准绳》石决明散，以之与菊花、桑叶、谷精草等同用。治肝阴血亏虚之目暗不明、视物昏花，需与滋养肝肾、益精血、明目药配伍，如《万病回春》明目地黄丸，以之配熟地黄、枸杞子等。

现代研究报道，本品具有抑菌、消炎作用，临床以之与黄连、龙胆等配伍，制成黄连羊肝丸，用治急性卡他性结膜炎、流行性角膜结膜炎、球后视神经炎等属肝火上炎者；或以之与熟地黄、枸杞子等配伍，治疗视神经萎缩、青光眼、干燥性角膜炎、老年性泪腺萎缩、老年性早期白内障等属肝肾阴虚者，如明目地黄丸。

3. 其他

取煅石决明的收敛、制酸、止血等作用，也可用治痈疽疔毒、疮口不敛、胃痛泛酸及外伤出血。

【用法用量】

3～15 g，先煎。

【贮藏养护】

置干燥处。制后宜放于瓦瓷罐盛装，密闭。

地　龙

【来源】

本品为钜蚓科环节动物参环毛蚓、通俗环毛蚓、威廉环毛蚓或栉盲环毛蚓的干燥全体。前者入药称广地龙，后三种称沪地龙。主产于广东、广西、福建等地。夏、秋二季捕捉，用草木灰呛死，去灰晒干，或剖开用温水洗净体内泥土，晒干或用鲜品。

【炮制方法】

1. 地龙

取原药材，除去杂质，洗净，切段，干燥。沪地龙，碾碎，筛去土。

2. 酒地龙

取净地龙段，加入黄酒拌匀，置锅内，稍闷润，用文火加热，炒至表面呈棕色时，取出，放凉。每 100 kg 地龙，用黄酒 12.5 kg。

【质量要求】

广地龙为薄片状小段，边缘略卷，宽 10～20 mm，具环节。背部棕褐色至紫灰色，腹部浅黄棕色，生殖环带较光亮。体前端稍尖，尾端钝圆，刚毛圈粗糙而硬。色较浅，体轻，略呈革质，不易折断。气腥，味微咸。沪地龙为不规则碎段，表面灰褐色或灰棕色，多皱缩不平，生殖环带多不明显。体轻质脆，易折断，肉薄。酒地龙形如广地龙或沪地龙小段，表面颜色加深，具焦斑，略有酒气。

【性味功能】

地龙味咸，性寒。归肝、脾、膀胱经。能清热息风、通络、平喘、利尿。

【临床应用】

1. 用于高热惊痫、癫狂

本品咸寒，入肝经，既能息风止痉，又善于清热定惊。适用于热极生风之高热神昏、痉挛抽搐等症。可单用或与钩藤、牛黄、全蝎等同用。

1）治疗小儿急惊风之高热抽搐，以本品研烂，与朱砂为丸服用。

2）治疗狂热癫痫，单用鲜地龙洗净，与食盐化水服用。

2. 用于气虚血滞、半身不遂

本品性善走窜，长于通行经络，每与黄芪、当归等配伍，如补阳还五汤。治疗中风、气虚血滞之半身不遂、口眼㖞斜等症，常用中成药补阳还五口服液，其中地龙通利经络，与黄芪、当归等益气血、通经络。

3. 用于痹证

本品长于通经活络止痛，适用于多种原因导致的经络阻滞、血脉不畅、肢节不利之痹证。

1）因其性寒清热，尤适用于关节红肿疼痛、屈伸不利之热痹，常与防己、秦艽、络石藤等药物同用除湿热、通经络止痛。

2）治疗风寒湿邪闭阻所致肢体关节麻木、疼痛尤甚、屈伸不利等症，可与川乌、草乌相伍，如小活络丸。

4. 用于肺热咳喘

本品咸寒降泄，长于清肺平喘。治疗痰热阻肺所致咳嗽气喘、胸胁胀痛、吐痰黄稠等症，多与石膏、麻黄相伍，如清肺消炎丸。

5. 用于小便不利、尿闭不通

本品咸寒下行入膀胱经，能清热结、利水道。适用于热结膀胱之小便不通，可单用或与车前子、泽泻、木通等同用。

6. 其他

内服本品有降压作用，常用治肝阳上亢之头晕头痛。外用治疗烫伤、痄腮、慢性下肢溃疡等病，可用蚯蚓浸出液或活蚯蚓与白糖共捣烂涂敷。

【用法用量】

煎服。焙制品 3～9 g；鲜品适量。

【贮藏养护】

置干燥处，防潮、防蛀。

决明子

【来源】

本品为豆科植物决明或小决明的干燥成熟种子。秋季采收成熟果实，晒干，打下种子，除去杂质。药材均以颗粒饱满、色绿棕者为佳。

【炮制方法】

1. 决明子

取原药材，除去杂质，洗净，干燥。用时捣碎。

2. 炒决明子

取净决明子，置炒制容器内，用文火加热，炒至微有爆裂声，并逸出香气时，取出晾凉，用时捣碎。

【质量要求】

1. 决明子

决明子略呈菱方形或短圆柱形，两端平行倾斜，长3~7 mm，宽2~4 mm。表面绿棕色或暗棕色，平滑有光泽。一端较平坦，另一端斜尖，背腹面各有一条突起的棱线，棱线两侧各有1条斜线对称而色较浅的线形凹纹。质坚硬，不易破碎。种皮薄，子叶2枚，黄色，呈"S"形折曲并重叠。气微，味微苦。小决明呈短圆柱形，较小，长3~5 mm，宽2~3 mm。表面棱线两侧各有1片宽广的浅黄棕色。

2. 炒决明子

炒决明子微鼓起，种皮破裂，颜色加深，偶有焦斑，质稍脆，微有香气。

【性味功能】

决明子味甘、苦，性微寒。归肝、大肠经。能清肝明目、润肠通便。

【临床应用】

1. 用于肝热或肝经风热所致的目赤肿痛、畏光多泪等

可单用决明子取效，也可与其他清热明目药同用。肝热者，宜配伍夏枯草、栀子。风热者，宜配伍桑叶、菊花。

2. 用于肝肾不足、精血亏损之青盲、内障、视物昏花、目暗不明

常与枸杞、淮山药、川芎、防风等同用，共奏益肝肾、祛风明目之功，如决明丸。

3. 用于肠燥便秘

可单味大剂量打碎泡服，具有润肠通便的作用。可用于肠燥便秘或热结便秘。亦可与火麻仁、瓜蒌仁等同用。一般习惯性便秘，多以单味泡服；突发性便秘，常多味配合应用，但病证必须属于热性。

【用法用量】

煎服，9～15 g；用时捣碎。

【贮藏养护】

贮干燥容器内，密闭，置干燥处。

天　麻

【来源】

本品为兰科植物天麻的干燥块茎。立冬后至次年清明前采挖，立即洗净，蒸透，敞开低温（60 ℃以下）干燥。主产于四川、云南、贵州等省。东北及华北各地亦产。

【炮制方法】

1. 天麻

取原药材，除去杂质及黑色泛油者，大小个分开，浸泡为三四成透时，取出，润软，或蒸软，切薄片，干燥。

2. 炒天麻

先取麦麸撒入热锅内，见冒烟时，投入天麻片，用文火炒至黄色，略见焦斑时，取出，摊凉。或用清炒法，炒至黄色，略见焦斑时，取出，摊凉。每 100 kg 天麻，用麦麸 10 kg。

【质量要求】

1. 天麻

天麻为不规则的薄片，角质样，半透明，有光泽，表面黄白色或淡棕色，无纤维点，质脆，气微，味淡，嚼之有黏感。

2. 炒天麻

炒天麻，表面黄色，略见焦斑，质脆，气香。

【性味功能】

天麻味甘，性平。归肝经。可平肝息风止痉。用于头痛眩晕、肢体麻木、小儿惊风、癫痫抽搐、破伤风。

【临床应用】

1. 用于肝风内动之惊痫抽搐

天麻入肝，善息风止痉，且甘润不烈，作用平和。故可用治各种病因之肝风内动所致的惊痫抽搐，不论寒热虚实，皆可配伍应用。如用治小儿急惊风，可将本品与羚羊角、钩藤、全蝎等药配伍，即钩藤饮子；用治小儿脾虚慢惊，则与人参、白术、白僵蚕等药配伍，如醒脾丸；用治破伤风痉挛抽搐、角弓反张，又与天南星、白附子、防风等药配伍，如玉真散。近年用天麻提取有效成分制得香荚兰醛片，治疗癫痫大、小发作有效。

2. 用于眩晕、头痛

本品入肝经，既息肝风，又平肝阳，为治眩晕、头痛之良药。不论虚实之证皆可应用。

1）治疗肝阳上亢，肝风上扰之眩晕、头痛病症，常用中成药天麻钩藤冲剂，其方天麻、钩藤为主药，辅以石决明、川牛膝等以平肝息风、清热活血。

2）若治疗风邪上攻、瘀血阻滞的偏头痛、头部胀痛或刺痛、头晕目眩等，常用中成药通天口服液，方以天麻配川芎、羌活等以活血化瘀、祛风止痛。

3）治疗肝肾亏虚之头晕目眩、头痛耳鸣、腰膝酸软等症，常用中成药天麻首乌片，其中天麻、首乌为主药，辅以当归、熟地黄等以滋阴补肾、养血息风。

3. 用于肢体麻木、手足不遂、风湿痹痛

本品既能息内风，又可祛外风，通络止痛。

1）可治疗风中经络引起的手足不遂、筋脉挛痛、顽固性头痛等症，如以天麻为主药的常用中成药天麻头风灵、

2）治疗风湿瘀阻、肝肾不足引起肢体拘挛、手足麻木、腰腿酸痛等症，常配以牛膝、杜仲等，如天麻丸。

3）治疗风湿痹痛、关节屈伸不利者，与马钱子、白花蛇相伍祛风除湿、通络止痛，如中成药通痹片。

【用法用量】

煎服，3～9 g。

【贮藏养护】

置通风干燥处，防蛀。

第十五节　化痰止咳平喘药

半　夏

【来源】

本品为天南星科多年生草本植物半夏的干燥块茎。主产于四

川、湖北、河南、贵州、安徽等地。夏、秋二季采挖。晒干。炮制品有：清半夏、姜半夏、法半夏、半夏曲、竹沥半夏等。

【炮制方法】

1. 生半夏

取原药材，除去杂质，用时捣碎。

2. 清半夏

取净半夏，大小分开，用8%白矾溶液浸泡至内无干心、口尝微有麻舌感时，取出，洗净，切厚片，干燥。筛去碎屑。每100 kg半夏，用白矾20 kg。

3. 姜半夏

取净半夏，大小分开，用清水浸泡至内无干心时，另取生姜切片煎汤，加白矾与半夏共煮透，取出，晾至半干，切薄片，干燥。筛去碎屑，或用时捣碎。每100 kg半夏，用生姜25 kg，白矾12.5 kg。

4. 法半夏

取净半夏，大小分开，用清水浸泡至内无干心时，取出，另取甘草适量，加水煎煮2次，合并煎液，倒入用适量水制成的石灰液中，搅匀，加入上述已浸透的半夏，浸泡，每日搅拌1～2次，并保持浸液pH值在12以上，至剖面黄色均匀、口尝微有麻舌感时，取出，洗净，阴干或烘干，用时捣碎。每100 kg半夏，用甘草15 kg，生石灰10 kg。

操作时，生半夏加清水浸泡过程中，当水面起泡沫宜加2%白矾泡至合度为止。法半夏用甘草、石灰液浸泡，溶液pH值保持在12以上，如下降时，可补加适量生石灰粉调节。

【性味功能】

半夏味辛，性温；有毒。归脾、胃、肺经。能燥湿化痰、降逆止呕、消痞散结；外用可消肿止痛。

【临床应用】

1. 用于湿痰或寒痰壅滞所致咳嗽气逆、痰湿眩晕等症

治疗湿痰咳嗽、痰量多而清稀、胸膈胀满，常与陈皮、茯苓等同用，以加强燥湿祛痰的作用，如二陈汤。治疗寒痰咳嗽、痰多清稀，常与温肺化饮的细辛、干姜等同用。若治疗热痰咳嗽、痰多而黄稠，可与清热、化痰药同用，如黄芩、知母、瓜蒌等。若痰浊上扰、头痛眩晕，常与天麻、白术、茯苓等同用，共奏祛痰息风的作用，如半夏白术天麻汤。治疗湿温初期，身热不渴，常与藿香、薏苡仁等同用，如藿朴夏苓汤。

2. 用于胃气上逆呕吐

本品既能燥湿以化痰，又能降逆以和胃，为止呕要药。经配伍可用于多种病因的呕吐，尤其适宜于寒饮或胃寒呕吐。常与生姜同用，即小半夏汤；治胃热呕吐，则配黄连、竹茹等清胃止呕药，如黄连橘皮竹茹半夏汤；治胃气虚呕吐，则配人参、白蜜等补中益气药，如大半夏汤；治胃阴虚呕吐，则配石斛、麦冬等养胃阴药；至于治妊娠呕吐，可与苏梗、砂仁等理气安胎、和胃止呕之品配用。

3. 用于胸痹、结胸、心下痞、梅核气

本品有辛散消痞、化痰散结作用。治痰浊阻滞、胸阳不振、心痛彻背之胸痹、真心痛，配瓜蒌、薤白，以增强化痰、开胸之功，即瓜蒌薤白半夏汤；治痰热结胸，配瓜蒌、黄连，以清化热痰、消痞散结，即小陷胸汤；治湿热阻滞、心下痞满者，配干姜、黄连、黄芩等，以苦辛通降、开痞散结，如半夏泻心汤；治气郁痰凝之梅核气，配紫苏、厚朴等，以行气解郁、化痰散结，如半夏厚朴汤。

4. 用于瘰疬、瘿瘤、痈疽肿毒及毒蛇咬伤等

本品内服能消痰散结，外用能消肿止痛。治痰湿凝结之瘰疬、瘿瘤，配海藻、浙贝母等化痰软坚药，如海藻玉壶汤；治痈

疽发背、无名肿毒、毒蛇咬伤，可用生品研末调敷或鲜品捣敷。

5. 其他

取本品的燥湿和胃之功，用于湿痰内盛、胃气失和而夜寐不安者，配秫米，化痰和胃以安神；又取其散结降浊之效，用于中寒内盛、阳气不运的冷积便秘，配硫黄以助阳通便，即半硫丸。

【用法用量】

煎服，3~9 g。外用适量，磨汁涂或研末调敷患处。

【注意事项】

不宜与乌头类药同用。未标明用生半夏的处方，应付制半夏。

【贮藏养护】

置干燥处，防蛀。

瓜 蒌

【来源】

本品为葫芦科多年生草质藤本栝楼或双边栝楼的干燥成熟果实。主产于河北、河南、安徽、浙江、山东等地。秋季果实成熟时采收。干燥。生用或炒用。

【炮制方法】

1. 瓜蒌

取原药材，除去杂质及果柄，洗净，压扁，切丝或切块，干燥，筛去碎屑。

2. 蜜瓜蒌

取炼蜜，加适量开水稀释，淋入净瓜蒌丝或块内拌匀，闷透，置炒制容器内，用文火加热，炒至不粘手为度，取出晾凉。每100 kg瓜蒌丝或块，用炼蜜15 kg。

【质量要求】

1. 瓜蒌

瓜蒌为果皮、果肉及种子混合丝块状。果皮橙黄色，果肉黄白色，种子扁平椭圆形，灰棕色，边缘有一圈沟纹。味微酸甜。

2. 蜜瓜蒌

蜜瓜蒌呈棕黄色，微显光泽，略带黏性，有蜜香气，味甜。

【性味功能】

瓜蒌味甘、微苦，性寒。归肺、胃、大肠经。可清热涤痰、宽胸散结、润燥滑肠。用于肺热咳嗽、痰浊黄稠、胸痹心痛、结胸痞满、乳痈、肺痈、肠痈肿痛、大便秘结。蜜瓜蒌可润肺止咳。

【临床应用】

1. 用于痰热咳喘

本品甘寒而润，善清肺热、润肺燥而化热痰、燥痰。用治痰热阻肺、咳嗽痰黄、质稠难咳、胸膈痞满者，可配黄芩、胆南星、枳实等，如清气化痰丸（《医方考》）。若治燥热伤肺之干咳无痰或痰少质黏、咳吐不利者，则配川贝母、天花粉、桔梗等。

2. 用于胸痹、结胸

本品能利气开郁、导痰浊下行而奏宽胸散结之效。治痰气互结、胸阳不通之胸痹疼痛、不得卧者，常与薤白、半夏同用，如栝楼薤白白酒汤、栝楼薤白半夏汤（《金匮要略》）。治痰热结胸、胸膈痞满，按之则痛者，则配黄连、半夏，如小陷胸汤（《伤寒论》）。

3. 用于肺痈、肠痈、乳痈

本品能清热散结消肿，常配清热解毒药以治痈证，如治肺痈之咳吐脓血，配鱼腥草、芦根等；治肠痈，可配败酱草、红藤等；治乳痈初起之红肿热痛，配当归、乳香、没药，如神效瓜蒌散（《校注妇人良方》）。

4. 用于肠燥便秘

瓜蒌仁润燥滑肠，适用于肠燥便秘，常与火麻仁、郁李仁、生地黄等同用。

5. 其他

现代亦用于冠心病心绞痛、乳腺癌。前者常与赤芍、丹参等同用。后者常与当归、没药、浙贝母等同用。

【用法用量】

煎服，9～15 g。

【注意事项】

不宜与乌头类药物（川乌、草乌、附子、白附片、黑附片、盐附片、天雄等）同用。

【贮藏养护】

贮干燥容器内密闭，置阴凉干燥处，防霉，防蛀；蜜瓜蒌，密闭，置于阴凉干燥处。

桔 梗

【来源】

本品为桔梗科多年生草本植物桔梗的根。主产于安徽、江苏、山东等地。春、秋二季采挖，洗净，除去须根，趁鲜剥去外皮或不去外皮，切片，晒干生用。

【炮制方法】

1. 桔梗

取原药材，除去杂质，洗净，润透，切厚片，干燥。

2. 蜜桔梗

取炼蜜用适量开水稀释，加入桔梗片内拌匀，闷润，置锅内，用文火加热，炒至不粘手为度，取出放凉。每100 kg桔梗，用炼蜜20 kg。

【质量要求】

1. 桔梗

桔梗为不规则圆形厚片，表面白色或淡黄白色，有一浅棕色环，周边呈淡黄白色，有皱纹。无臭，味微甜后苦。

2. 蜜桔梗

蜜桔梗，形如桔梗生片，表面淡黄色至淡棕黄色，滋润，微具蜜糖香气。味甜而后苦。

【性味功能】

桔梗味苦、辛，性平。可宣肺、利咽、祛痰、排脓。用于咳嗽痰多、胸闷不畅、咽痛、音哑、肺痈吐脓、疮疡脓成不溃。

【临床应用】

1. 用于肺气不宣的咳嗽痰多、胸闷不畅

本品有宣开肺气、化痰宽胸的作用。治风寒咳嗽、痰白清稀者，配紫苏、杏仁等，如杏苏散；治风热或温病初起咳嗽痰黄而稠者，配桑叶、菊花、杏仁等，如桑菊饮；治痰阻气滞、肺失宣降、胸膈痞闷者，则每配枳壳、瓜蒌皮等，以升降气机、理气宽胸。

2. 用于咽喉肿痛、失音

本品能宣肺、利咽、开音，善治咽痛、音哑。治外邪犯肺之咽痛、失音，每与甘草配伍，即《伤寒论》桔梗汤；或配甘草、薄荷、牛蒡子，以增强解表利咽之效，如《医学心悟》加味甘桔汤。若治热毒壅盛之咽喉肿痛，当配伍清热解毒、利咽之品，如板蓝根、射干、马勃等。现代研究报道，本品有抗炎、增强免疫以及镇静、镇痛、解热等作用，临床配伍黄芩、胖大海、橘红等，治疗急性咽炎、慢性咽炎、急性扁桃体炎等属风热或肺热者，如清喉利咽颗粒。

3. 用于肺痈

本品性辛散上行，有宣肺排脓之功。常用于发热胸痛、咳吐腥臭脓痰之肺痈，配解毒排脓之品，如《金匮要略》桔梗汤，即以本品与甘草同用；或配伍鱼腥草、薏苡仁、芦根等，以增强清肺排脓之功。

4. 其他

本品能开宣肺气之壅滞而通二便，用治癃闭、便秘。另其性主上行，为"舟楫之剂"，能"载诸药上行"，临床常于治疗上焦、头面部病症的方剂中加入桔梗，起到引药上行、直达病所的作用。

【用法用量】

煎服，3~9 g。

【注意事项】

本品性升散，凡气机上逆之呕吐、呛咳、眩晕、阴虚火旺咯血等不宜用，胃、十二指肠溃疡者慎服。用量过大易致恶心呕吐。

【贮藏养护】

置通风干燥处，防蛀。

百　部

【来源】

本品为百部科多年生草本植物直立百部、蔓生百部或对叶百部的块根。直立百部产于山东、河南、福建及长江流域中下游各省。蔓生百部产于我国北部、中部、东南部各省。对叶百部产于长江流域及海南岛。春、秋二季采挖，洗净，除去须根，置于沸水中烫或蒸至无白心，晒干，切段，生用或蜜炙用。

【炮制方法】

1. 百部

取原药材，除去杂质，洗净，润透，切厚片，干燥。筛去碎屑。

2. 蜜百部

取炼蜜，加少量开水稀释，淋入净百部片内拌匀，闷润，置炒制容器内，用文火加热，炒至不粘手时，取出晾凉。每 100 kg 百部片，用炼蜜 12.5 kg。

【性味功能】

百部味甘、苦，性微温。可润肺、下气、止咳、杀虫。用于新久咳嗽、肺痨咳嗽、百日咳；外用治疗头虱、体虱、蛲虫病、阴痒。蜜百部润肺止咳，用于阴虚劳嗽。

【临床应用】

1. 用于各种咳嗽

本品甘润苦降，微温不燥，长于润肺止咳。无论外感、内伤、暴咳、久嗽，皆可用之，尤其为治肺痨咳嗽、久咳虚嗽的要药。若治外感风寒之久咳不已，与祛风散寒、宣肺化痰止咳药配伍，如《医学心悟》止嗽散，以本品配伍荆芥、桔梗、紫菀等。若治风热犯肺之咳嗽痰黄，常配伍疏散风热药，如桑叶、菊花等。若治肺热咳嗽之痰黄稠者，可与清泻肺热之品配伍，如《太平圣惠方》百部散，将本药与石膏、浙贝母等同用。治肺痨阴虚咳嗽、干咳少痰，可配养阴润肺药，如沙参、麦冬等。若阴虚火旺之痰中带血、骨蒸潮热，又当配伍滋阴润肺、镇咳止血之品，如《医学心悟》月华丸，以之与川贝母、阿胶、三七等同用。治小儿顿咳、咳嗽连声，常与桔梗、苦杏仁、麦冬等同用。

现代研究报道，百部对人型结核分枝杆菌有抑制作用，能降低呼吸中枢兴奋性，抑制咳嗽反射而起到止咳之效，临床配伍苦杏仁、桔梗、桑白皮等，治疗急性支气管炎、慢性支气管炎、支气管哮喘、百日咳、肺结核等属肺失宣降咳嗽者，如复方百部止咳颗粒（糖浆）、小儿百部止咳糖浆等。

2. 用于蛲虫病、阴道毛滴虫病、头虱病、体虱病、疥癣

本品外用可杀虫灭虱。治疗蛲虫，用本品单味浓煎，睡前保留灌肠。治疗阴道毛滴虫病，用本品与蛇床子、苦参等配伍，煎汤坐浴外洗。治疗头虱、体虱、疥癣等，可用本品制成 20% 醇浸膏，或 50% 水煎剂涂抹患处。现代研究报道，本品对头虱、体虱等均有明显杀灭作用，对鼠蛲虫亦有显著杀灭作用。

【用法用量】

煎服，3 ~ 9 g。外用适量，水煎或酒浸。

【贮藏养护】

置通风干燥处。防潮。蜜百部密闭。

第十六节　补益药

黄　芪

【来源】

本品为豆科多年生草本植物黄芪和内蒙古黄芪的根。黄芪主产于山西、甘肃、黑龙江、内蒙古等地；内蒙古黄芪主产于内蒙古、吉林、河北、山西等地。春、秋二季采收，以秋季采者质量较好。除去须根，晒干切片。生用或蜜炙用。

【炮制方法】

1. 黄芪

取原药材，除去杂质，洗净，润透，切厚片，干燥。

2. 蜜黄芪

取炼蜜加适量开水稀释后，加入黄芪片拌匀，稍闷，置炒药

锅内，用文火加热，炒至深黄色，不粘手为度，取出放凉。每100 kg 黄芪片，用炼蜜 25 kg。

【质量要求】

1. 黄芪

黄芪为类圆形或椭圆形的厚片，直径 0.5～2 cm，表面黄白色，内层有棕色环纹及放射状纹理，外层有曲折裂隙，中心黄色。周边灰黄色或浅棕褐色，有纵皱。质硬而韧。气微，味微甜，嚼之有豆腥气。

2. 蜜黄芪

蜜黄芪形如黄芪片，表面深黄色，周边表皮黄褐色，滋润，有光泽，略带黏性，味甜，有蜜糖香气。

【性味功能】

黄芪味甘，性温。归肺、脾经。能补气固表、利尿托毒、排脓、敛疮生肌。用于气虚乏力、食少便溏、中气下陷、久泻脱肛、便血崩漏、表虚自汗、气虚水肿、痈疽难溃、久溃不敛、血虚萎黄、内热消渴、慢性肾炎蛋白尿、糖尿病。

【临床应用】

1. 用于脾胃气虚及中气下陷诸证

本品既擅补中益气，又善升阳举陷，为补气升阳之要药。治脾虚气短、食少便溏、倦怠乏力等，常配白术以补气健脾，即芪术膏；若气虚较甚，则配人参以增强补气作用，即参芪膏；若中焦虚寒、腹痛拘急，常配桂枝、白芍、甘草等，以补气温中，如黄芪建中汤；若气虚阳弱、体倦汗多，常配附子，以益气温阳固表，即芪附汤；用治脾阳不升、中气下陷而见久泻脱肛、内脏下垂者，本品能补中益气、升举清阳，常配人参、升麻、柴胡等，以培中举陷，如补中益气汤。

2. 用于肺气虚证、表虚自汗

本品归肺经，能补肺气、益卫气以固表止汗。治肺气虚弱、咳喘气短，与补肺气、定喘嗽之品配伍，如《永类钤方》补肺汤，以之与紫菀、人参、五味子等同用。治体虚自汗，与收敛止汗药配伍，如《太平惠民和剂局方》牡蛎散，以之与牡蛎、麻黄根同用；若治卫气不固、表虚自汗，且易外感者，每与防风、白术配伍，以益气固表止汗，如《丹溪心法》玉屏风散。现代研究报道，本品具有增强免疫、抗炎、抗菌、抗病毒等作用，临床以之配白术、防风、五味子等，治疗反复上呼吸道感染属肺气虚弱、表虚不固者，如玉屏风胶囊、复芪止汗颗粒。

3. 用于气虚水肿

本品能补气、利水消肿，为治气虚、水肿、尿少之要药，常与健脾利水之品同用，如《金匮要略》防己黄芪汤，以之配伍防己、白术、炙甘草。现代研究报道，本品具有利水消肿作用，临床用黄芪颗粒治疗慢性肾炎属气虚水肿者。

4. 用于疮疡不溃或久溃不敛

本品有良好的补气而托毒生肌之效。治正虚毒盛不能托毒外出，而见疮形平塌、根盘散漫、难溃难腐者，宜与人参、当归、白芷、升麻等配伍，以增强补气托毒排脓之力，如《医宗金鉴》托里透脓散；若治疮疡后期、气血不足、溃疡久不收口者，可配伍人参、白术、当归等，以温补气血、敛疮生肌，如《外科正宗》保元大成汤。

5. 其他

1）现代用本品配党参治疗慢性肾炎所致的蛋白尿有一定效果。

2）用于气虚血滞的偏枯、半身不遂，常与当归、川芎、地龙同用，如补阳还五汤。用于消渴证，多与山药、麦冬、天花粉同用。

【用法用量】

煎服，9～30 g。

【注意事项】

除上述正品黄芪外，下列同属植物的根，有的地区也作黄芪药用：金翼黄芪，产于河北、青海、甘肃、山西等省，药材名为小黄芪或小白芪；多花黄芪主产于四川、西藏等地。塘谷耳黄芪，产于甘肃、青海，药材名为白大芪、马芪或土黄芪。黄芪的伪品常见的有：豆科植物锦鸡儿的根，锦葵科植物圆叶锦葵、欧蜀葵、蜀葵的根，个别地区作黄芪用，应注意鉴别。

【贮藏养护】

置阴凉干燥处，防霉、防蛀。炙黄芪密闭。

党　参

【来源】

本品为桔梗科多年生草本植物党参、素花党参或川党参的干燥根。主产于山西、四川、陕西、甘肃等省。秋季采挖，晒干。切厚片，生用。

【炮制方法】

1. 党参

取原药材，除去芦头，洗净，润透，切厚片，干燥。

2. 米党参

取大米置炒药锅内，用中火加热至米出烟时，倒入党参生片，炒至大米呈老黄色时，取出，筛去米，放凉。每 100 kg 党参，用大米 20 kg。

3. 蜜党参

取炼蜜用适量开水稀释后，加入党参片拌匀，闷透，置炒药锅内，用文火加热，炒至黄棕色、不粘手时取出，放凉。每 100 kg 党参，用炼蜜 20 kg。

【质量要求】

1. 党参

党参为椭圆形或类圆形的厚片，表面黄棕色或灰棕色，有裂隙或菊花纹，中央有淡黄色圆心。周边淡黄白色或黄棕色，有纵皱纹。质稍硬或略带韧性，有特殊香气，味微甜。

2. 米党参

米党参表面老黄色，余同生党参片。

3. 蜜党参

蜜党参形如党参片，表面黄棕色，显光泽，味甜。

【性味功能】

党参味甘，性平。归脾、肺经。能补中益气、健脾益肺。用于脾肺虚弱、气短心悸、食少便溏、虚喘咳嗽、内热消渴。

【临床应用】

1. 用于脾肺气虚证

本品味甘、性平，不燥不腻，入脾、肺经，既善补中气，又能益肺气，为治脾肺气虚证之常用药。治脾气虚之食少便溏、倦怠乏力，常与健脾益气药配伍，如以之与白术、茯苓、炙甘草同用；若治中气下陷、泻痢脱肛者，常与补气升阳之品配伍，如《寿世保元》加减益气汤，以之与黄芪、升麻等同用。治肺气不足之咳喘气短、语声低微，常配伍黄芪、五味子等，以增强补肺定喘之力；若治肺气虚损、肾不纳气而见咳喘者，常与补肺益肾、纳气定喘药配伍，如五味子、胡桃肉、沉香等。

现代研究报道，本品具有抗炎、抗菌、增强免疫功能、保护胃黏膜、抗溃疡、促进胃肠运动等作用，临床常以之配伍白术、黄芪、白芍等，治疗慢性胃炎、胃溃疡、慢性疲劳综合征属脾气虚者，如四君子合剂、养胃颗粒；或配伍紫苏子、前胡、制半夏、桔梗等，治疗支气管炎、上呼吸道感染属肺气虚证者，如参苏丸。

2. 用于气血两虚及气津两伤证

本品既能补气，又能生血，还能生津。治气血两虚之面色萎黄、头晕心悸、体弱乏力，常配伍熟地黄、当归、白术等，以增强补气血作用。治热伤气津之心烦口渴、气短或热伤气阴、津液大耗、气虚脉微者，每与五味子、麦冬等配伍，以益气养阴生津。现代研究报道，本品具有促进造血、增强免疫、提高应激能力等作用，临床单用本品制剂或以之配伍白术、熟地黄、白芍等，治疗贫血、白细胞减少属气血两虚者，如潞党参膏滋、八珍颗粒；或配伍白术、枸杞子、补骨脂等，治疗肿瘤患者放疗、化疗致造血功能障碍属于脾肾两虚者，如健脾益肾颗粒。

3. 用于体虚外感、正虚邪实或邪气未尽、正气已衰的病症

本品也可与解表药或泻下药同用，可以扶正祛邪。

本品补气的作用与人参相似，故一般补气和健脾的方剂中，常以本品代替人参。但其气薄力弱，若急救脱证，仍以人参为宜。

【用法用量】

煎服，9～30 g。

【注意事项】

不宜与藜芦同用。

白　术

【来源】

本品为菊科植物白术的干燥根茎。冬季下部叶枯黄、上部叶变脆时采挖，除去茎叶、须根和泥土，烘干或晒干。烘干者称"烘术"；晒干者称"生晒术"；拣肥满、纤维性少的鲜白术，略蒸后再晒干者称"冬术"。

【炮制方法】

1. 白术

取原药材，除去杂质，用水洗净，润透，切厚片，干燥，筛去碎屑。

2. 土炒白术

先将灶心土置锅内，用中火加热，炒至土呈灵活状态时，投入白术片，炒至白术表面均匀挂上土粉时，取出，筛去土粉，放凉。每 100 kg 白术片，用灶心土 25 kg。

3. 麸炒白术

先将锅用中火烧热，撒入麦麸（或蜜炙麦麸），待冒烟时，投入白术片，不断翻炒，至白术呈焦黄色，逸出焦香气时，取出，筛去麦麸，放凉。每 100 kg 白术片，用麦麸 10 kg。

【性味功能】

白术味苦、甘，性温。归脾、胃经。具有健脾益气、燥湿利水、止汗、安胎的功能。

【临床应用】

1. 用于脾胃气虚、运化无力的食少便溏、脘腹胀满、肢软神疲等症

本品能和中益气、健运脾胃，为治脾虚诸证之要药。治脾气虚弱之食少神疲，常与人参、茯苓、炙甘草等同用，以益气补脾，如四君子汤；治脾胃虚寒之腹满泄泻，常与人参、干姜、炙甘草等同用，以温中健脾，如理中汤；治脾虚而有积滞之脘腹痞满，常与积实同用，以消补兼施，即积术丸。

2. 用于水肿和痰饮

常与桂枝、茯苓、猪苓等同用，如五苓散。若脾虚水湿内停而致眩晕、心悸、咳痰清稀，常与桂枝、茯苓、甘草等同用，如苓桂术甘汤。肾阳虚水肿者，常与附子、生姜同用，如真武汤。脾胃虚寒、肢体水肿，常与厚朴、木瓜、干姜等同用，共奏祛寒

利水之功，如实脾散。

3. 用于气虚自汗

本品善治脾气虚弱、卫气不固、表虚自汗者，其作用与黄芪相似而力稍逊，亦能补脾益气、固表止汗。《千金要方》单用本品治汗出不止。治脾肺气虚、卫气不固、表虚自汗、易感风邪者，宜与黄芪、防风等补益脾肺、祛风之品配伍，以固表御邪，如玉屏风散（《丹溪心法》）。

4. 用于脾虚胎动不安

本品还能益气安胎。用于脾虚胎儿失养者，本品可补气健脾、促进水谷运化以养胎，宜与人参、阿胶等补益气血之品配伍；治脾虚失运、湿浊中阻之妊娠恶阻、呕恶不食、四肢沉重者，本品可补气健脾燥湿，宜与人参、茯苓、陈皮等补气健脾除湿之品配伍；治脾虚妊娠水肿，本品既能补气健脾，又能利水消肿，亦常与健脾利水之品配伍使用。

【用法用量】

煎服，10～15 g。用于燥湿利水宜生用；用于补气健脾宜炒用；用于健脾止泻宜炒焦用。

【注意事项】

阴虚火盛者忌用。

【贮藏养护】

置阴凉干燥处，防蛀。

山　药

【来源】

本品为薯蓣科多年生缠绕性藤本薯蓣的干燥根茎。主产于河南、江苏、广西、湖南等地。冬季茎叶枯萎后采挖。根据加工方法不同分"毛山药"和"光山药"。润透，切厚片，生用或麸炒用。

【炮制方法】

1. 山药

取原药材，除去杂质，大小分开，洗净，润透，切厚片，干燥，筛去碎屑。

2. 土炒山药

先将土粉置锅内，用中火加热至灵活状态，再投入山药片拌炒，至表面均匀挂上土粉时，取出，筛去土粉，放凉。每100 kg山药，用灶心土 30 kg。

3. 麸炒山药

将锅烧热，撒入麦麸，待其冒烟时，投入山药片，用中火加热，不断翻动至黄色时，取出，筛去麦麸，晾凉。每100 kg山药，用麦麸 10 kg。

【性味功能】

山药味甘，性平。归肝、胃、肾经。能补脾胃、益肺肾。用于脾虚食少、久泻不止、肺虚喘咳、肾虚遗精、带下、尿频、虚热消渴。麸炒山药、土炒山药可补脾健胃，用于食少便溏、白带过多。

【临床应用】

1. 用于脾虚证

本品性味甘平，能补脾益气、滋养脾阴。多用于脾气虚弱或气阴两虚之消瘦乏力、食少、便溏；或脾虚不运、湿浊下注之妇女带下。亦食亦药，唯其"气轻性缓，非堪专任"，对气虚重证，常嫌力量不足。如治脾虚食少、便溏的参苓白术散（《太平惠民和剂局方》），治带下的完带汤（《傅青主女科》），本品用作人参、白术等药的辅助药。因其含有较多营养成分，又容易消化，可做成食品长期服用，对慢性病、久病或病后虚弱羸瘦，需营养调补而脾运不健者，则是佳品。

2. 用于肺虚证

本品能补肺气，兼能滋肺阴。其补肺之力虽较缓和，但对肺脾气阴俱虚者，补土亦有助于生金。治肺虚咳喘，可与脾肺双补之太子参、南沙参等品同用，共奏补肺定喘之效。

3. 用于肾虚证

本品还能补肾气，兼能滋养肾阴，对肾脾俱虚者，其补后天亦有助于充养先天。适用于肾气虚之腰膝酸软、夜尿频多或遗尿、滑精早泄、女子带下清稀及肾阴虚之形体消瘦、腰膝酸软、遗精等症。历代不少补肾名方，如肾气丸（《金匮要略》）、六味地黄丸（《小儿药证直诀》）中均配有本品。

4. 用于消渴气阴两虚证

消渴一病，与脾肺肾有关，气阴两虚为其主要病机。本品既补脾肺肾之气，又补脾肺肾之阴，常与黄芪、天花粉、知母等品同用，如玉液汤（《医学衷中参西录》）。

【用法用量】

煎服，15～30 g。

【贮藏养护】

置通风干燥处，防潮、防蛀。

甘 草

【来源】

本品为豆科多年生草本植物甘草、胀果甘草或光果甘草的根及根茎。主产于内蒙古、山西、甘肃、新疆等地。春、秋二季采挖，除去须根，晒干。切厚片，生用或蜜炙用。

【炮制方法】

1. 甘草

取原药材，除去杂质，洗净，润透，切厚片，筛去碎屑。

2. 蜜甘草

取炼蜜，加适量开水稀释后，淋入净甘草片中拌匀，闷润，置炒制容器内，用文火加热，炒至老黄色、不粘手时，取出晾凉。每100 kg甘草片，用炼蜜25 kg。

【性味功能】

甘草味甘，性平。归心、肺、胃经。具有补脾益气、清热解毒、祛痰止咳、缓急止痛、调和诸药的功能。

【临床应用】

1. 用于心气不足的心动悸、脉结代与脾气虚弱的倦怠乏力、食少便溏等

本品蜜炙后其补益心脾之气的功效颇强。治心气虚，常以之为主，配伍人参、阿胶、桂枝等，以益气复脉、滋阴养血，如炙甘草汤；治脾气虚，常与人参、白术等同用，以益气健脾，如四君子汤。

2. 用于脾气虚证

本品善益气和中，但其作用和缓，多作为补脾气之辅药，常与人参、白术、茯苓配伍，用治脾胃气虚之体倦乏力、食少便溏者，如《太平惠民和剂局方》四君子汤。现代研究报道，本品具有抗溃疡、抑制胃酸分泌、促进胰液分泌、缓解胃肠平滑肌痉挛、保肝等作用，临床用甘草甜素片治疗慢性乙型肝炎属脾气虚者，用甘草锌颗粒治疗胃及十二指肠溃疡属脾胃虚弱者。

3. 用于咳喘

本品甘润平和，既可补益肺气，又可祛痰止咳。用治咳喘，无论寒热虚实或有痰无痰，均可随症配伍选用。如《太平惠民和剂局方》三拗汤治风寒袭肺之咳嗽、胸闷、咳清稀白色痰，

以之与麻黄、苦杏仁同用；如《伤寒论》麻黄杏仁甘草石膏汤治肺热咳喘、身热不解、痰黄稠者，以之与麻黄、苦杏仁、石膏同用；如《金匮要略》苓甘五味姜辛汤治寒饮犯肺之咳痰量多、色白清稀者，以之与干姜、细辛、五味子等药同用；如《医门法律》清燥救肺汤治肺燥干咳，以之与冬桑叶、麦冬等药同用。现代研究报道，本品能减轻炎症对咽部黏膜的刺激，并有缓解胃肠平滑肌痉挛与去氧皮质酮样作用，临床常用甘草浸膏或甘草流浸膏治疗支气管炎、咽喉炎、支气管哮喘、慢性肾上腺皮质功能减退症等疾病。

4. 用于脘腹、四肢挛急疼痛

本品味甘，善于缓急止痛，常用于多种原因所致的脘腹或四肢挛急作痛。治中焦虚寒所致腹痛喜温喜按，宜与温中补虚、缓急止痛之品同用，如《伤寒论》小建中汤，以之与桂枝、芍药、饴糖配伍。治阴血不足所致四肢挛急作痛者，每与白芍同用，以养阴和里缓急，如《伤寒论》芍药甘草汤。治肝郁胁痛，当与疏肝解郁、缓急止痛药配伍，如《太平惠民和剂局方》逍遥散，以之与柴胡、当归、芍药等药同用。

5. 用于热毒疮疡、咽喉肿痛

本品生用药性微寒，善清热解毒。治热毒疮疡之红肿热痛者，可单用煎汤浸渍，或熬膏内服；每与蒲公英、紫花地丁等清热解毒药配伍以增效，如《医宗金鉴》五味消毒饮。若治阴疽之漫肿不溃或久不收口者，常与熟地黄、肉桂、鹿角胶、白芥子等温阳散寒通滞之品配伍，如《外科全生集》阳和汤。治热毒咽喉肿痛，可单用煎服，或与桔梗配伍使用，如《伤寒论》甘桔汤；若治热毒炽盛之咽喉红肿，或化脓者，可与玄参、桔梗、牛蒡子等品配伍，以清热解毒利咽，如《外科启玄》甘桔汤。

6. 用于药食中毒

本品有良好的解毒作用。用治药物中毒、食物中毒，可单用，或配伍应用。对中毒的患者，在积极送医院抢救或无特殊解毒药时，可用大剂量甘草煎汤频服，亦可与绿豆或大豆煎汤服。

7. 其他

本品具有缓和药性、调和百药的作用。如甘草与大黄、芒硝同用，能缓和攻下之力；与附子、干姜同用，能缓和姜、附温燥之性；与石膏、知母同用，能防寒凉太过。若将甘草取汁，作为炮制药物的辅料，则有缓和药性、降低毒性的作用。

【用法用量】

煎服，3～10 g。清热解毒宜生用；补中缓急宜炙用。

【注意事项】

湿盛胀满、水肿者不宜用。不宜与大戟、芫花、甘遂、海藻同用。久服较大剂量的生甘草，可引起水肿等。

【贮藏养护】

贮干燥容器内，密闭，置阴凉干燥处。防霉，防蛀。

当 归

【来源】

本品为伞形科多年生草本植物当归的干燥根。主产于甘肃、云南、四川、陕西、湖北等地。秋末采挖。待水分稍蒸发后，捆成小把，上棚，用烟火慢慢熏干。切薄片，生用或酒炙用。

【炮制方法】

1. 当归（全当归）

取原药材，除去杂质，洗净，稍润，切薄片，晒干或低温干燥，筛去碎屑。

2. 酒当归

取净当归片，加入定量黄酒拌匀，在密闭的容器中闷润，待酒被吸尽后，置炒制器具内，用文火加热，炒至深黄色，取出，晾凉，筛去碎屑。每 100 kg 净当归片，用黄酒 10 kg。

3. 土炒当归

将灶心土粉置炒制器具内，炒至灵活状态，投入净当归片，炒至当归片表面均匀挂上土粉时，取出，筛去土，摊开晾凉。每100 kg 净当归片，用灶心土粉 30 kg。

4. 当归炭

取净当归片，置炒制器具内，用中火加热，炒至微黑色，取出，晾凉，筛去碎屑。

【性味功能】

当归味甘、辛，性温。归肝、心、脾经。有补血活血、调经止痛、润肠通便的作用。

【临床应用】

1. 用于血虚诸证

本品甘温质润，长于补血，为补血之圣药。若气血两虚，常配黄芪、人参补气生血，如当归补血汤（《兰室秘藏》）、人参养荣汤（《温疫论》）；若血虚萎黄、心悸失眠，常与熟地黄、白芍、川芎配伍，如四物汤（《太平惠民和剂局方》）。

2. 用于血虚血瘀之月经不调、经闭、痛经

本品补血活血、调经止痛，常与补血调经药同用，如《太平惠民和剂局方》四物汤，既为补血之要剂，又为妇科调经的基础方；若兼气虚者，可配人参、黄芪；若兼气滞者，可配香附、延胡索；若兼血热者，可配黄芩、黄连，或牡丹皮、地骨皮；若血瘀经闭不通者，可配桃仁、红花；若血虚寒滞者，可配阿胶、艾叶等。

3. 用于虚寒性腹痛、跌打损伤、痈疽疮疡、风寒痹痛

本品辛行温通，为活血行瘀之要药。本品补血活血、散寒止痛，与桂枝、芍药、生姜等同用，治疗血虚血瘀寒凝之腹痛，如当归生姜羊肉汤（《金匮要略》）、当归建中汤（《千金要方》）；本品活血止痛，与乳香、没药、桃仁、红花等同用，治疗跌打损伤、瘀血作痛，如复元活血汤（《医学发明》）、活络效灵丹（《医学衷中参西录》）；与金银花、赤芍、天花粉等解毒消痈药同用，以活血消肿、止痛，治疗疮疡初起之肿胀疼痛，如仙方活命饮（《妇人良方》）；与黄芪、人参、肉桂等同用，治疗痈疮成脓不溃或溃后不敛，如十全大补汤（《太平惠民和剂局方》）；亦可与金银花、玄参、甘草同用，治疗脱疽溃烂、阴血伤败，如四妙勇安汤（《验方新编》）；若风寒痹痛、肢体麻木，宜活血、散寒、止痛，常与羌活、防风、黄芪等同用，如蠲痹汤（《百一选方》）。

4. 用于血虚肠燥便秘

本品补血以润肠通便，用治血虚肠燥便秘。常与肉苁蓉、牛膝、升麻等同用，如济川煎（《景岳全书》）。

5. 其他

现代又用于冠心病心绞痛、血栓闭塞性脉管炎等，常与川芎、红花同用。

【用量用法】

煎服，3～12 g。入汤剂。大剂量可用至30 g。

【注意事项】

本品能助湿滑肠，但湿盛中满、大便滑泄，均当慎用。

【贮藏养护】

贮干燥容器内，密闭，置通风干燥处。防霉，防蛀。

肉苁蓉

【来源】

本品为列当科植物肉苁蓉的干燥带鳞叶的肉质茎。多于春季苗未出土时采挖，除去花序，切段，晒干。

南北朝刘宋时期有酒酥复制法（《雷公炮炙论》）。宋代增加了浸法（《太平圣惠方》）、酒洗法、水煮制（《重修政和经史证类备用本草》）、酒煮制（《太平惠民和剂局方》）、酒蒸制（《济生方》）、焙制（《洪氏集验方》）等炮制方法。元、明时代又有了面煨、酒炒法（《普济方》）、酥炒法（《景岳全书》），在煮制工艺上提出了"于银石器中文武火煮"（《普济方》）。清代新增了"泡淡"法（《温病条辨》），在酒蒸制时强调"以甑蒸之"并"忌铁器"（《本草述》）。此时，其炮制方法已有十五六种。

【炮制方法】

1. 肉苁蓉

1）取盐肉苁蓉（大小）分档，洗净，入水漂4~7天（每天换水1次），漂去盐后取出，晒至八成干，置笼内蒸上汽，冷后切片，干燥。

2）取淡肉苁蓉洗净，入水浸4~6小时，取出晒至八成干，置笼内蒸上汽，冷后切片，干燥。

2. 酒苁蓉

取出肉苁蓉片，用酒抹均匀，稍闷，吸尽后炖或蒸至上汽，取出干燥。每净肉苁蓉1 kg，用酒0.2 kg。

【性味功能】

肉苁蓉味甘、咸，性温。能补肾阳、益精血、润肠通便。用于阳痿、不孕、腰膝酸软、筋骨无力、肠燥便秘。

【临床应用】

1. 用于肾阳亏虚、精血不足、阳痿早泄、宫冷不孕、腰膝
酸痛、痿软无力

本品味甘能补，甘温助阳，质润滋养，咸以入肾，为补肾
阳、益精血之良药。常配伍菟丝子、续断、杜仲，治男子五劳七
伤、阳痿不起、小便余沥，如肉苁蓉丸（《医心方》）；亦可与杜
仲、巴戟天、紫河车等同用，治肾虚骨痿、不能起动，如金刚丸
（《张氏医通》）。

2. 用于肠燥津枯便秘

本品甘、咸，质润入大肠，可润肠通便，常与沉香、麻子仁
同用，治津液耗伤所致大便秘结，如润肠丸（《济生方》）；或与
当归、牛膝、泽泻等同用，治肾气虚弱引起的大便不通、小便清
长、腰酸背冷，如济川煎（《景岳全书》）。

【用法用量】

煎服，6~9 g。

【贮藏养护】

置通风干燥处，防蛀。

何首乌

【来源】

本品为蓼科植物何首乌的干燥块根。秋、冬二季叶枯萎时采
挖，削去两端，洗净泥沙，大的切成块，干燥。

唐代有黑豆蒸、醋煮、水煮熟、黑豆酒煮（《仙授理伤续断
秘方》）等炮制方法。宋代增加了单蒸、米泔水浸后九蒸九曝
（《太平圣惠方》）、生姜甘草制（《类编朱氏集验医方》）、牛膝
制（《履巉岩本草》）等法，并提出"用苦竹刀切，米泔浸一宿，
曝干，忌铁"（《本草图经》）。金元有米泔黑豆干枣同制（《儒

门事亲》）。明代又增加了黑豆人乳制（《增补万病回春》）、黑豆牛膝人乳制（《先醒斋医学广笔记》）、人乳拌蒸、酒浸蒸（《景岳全书》）。清代还增加了乌羊肉制（《良朋汇集》）、牛乳制（《成方切用》）。此时，其炮制方法已有30余种。

【炮制方法】

1. 何首乌

取原药材，除去杂质，洗净，稍浸，润透，切厚片或块，干燥。筛去碎屑。

2. 制首乌

取生首乌片或块，用黑豆汁拌匀，润湿，置非铁质蒸制容器内，密闭，蒸或炖至汁液吸尽、药物呈棕褐色时，取出，干燥。筛去碎屑。每100 kg何首乌片或块，用黑豆10 kg。

黑豆汁制法：取黑豆10 kg，加水适量，煮约4小时，熬汁约15 kg；黑豆渣再加水煮3小时，熬汁约10 kg，合并得黑豆汁约25 kg。

【性味功能】

何首乌味苦、甘、涩，性温。能解毒、消痈、润肠通便。用于瘰疬疮痈、风疹瘙痒、肠燥便秘、高血脂。制首乌可益精血、补肝肾、乌须发、强筋骨。

【临床应用】

1. 用于血虚而见头昏目眩、心悸失眠、萎黄乏力及肝肾精血亏虚的眩晕耳鸣、腰膝酸软、遗精崩带，须发早白等证

制首乌能补血养肝、益精固肾、乌须发、强筋骨，不寒、不燥、不腻，为滋补良药。单用制首乌泡酒常服，即有养血益精、延年益寿之效，若配伍其他补益肝肾精血之品则更佳，如王母桃丸，即用制首乌配伍熟地黄、枸杞、白术、巴戟天等用以治之。若治血虚萎黄、失眠健忘等，有补血宁神之效，常与熟地黄、当归、酸枣仁等配伍；治肝肾精血亏虚之证，能补血益阴、固涩精

气，常与当归、枸杞子、菟丝子等同用，如七宝美髯丹。

2. 用于体虚久疟、肠燥便秘及痈疽、瘰疬等证

生首乌有截疟、润肠、解毒之效。治体虚久疟、气血耗伤者，常与人参、当归等同用，如何人饮；治肠燥便秘、血虚津亏者，与当归、火麻仁等同用；治痈疽疮疡，与金银花、连翘等同用，如何首乌汤；治瘰疬结核，与夏枯草、土贝母、香附等同用。此外，对血燥生风、皮肤瘙痒、疮疹等，用生首乌配伍荆芥、防风、苦参等内服治疗，或同艾叶煎汤外洗，均有效。

3. 其他

现代又用于高胆固醇血症、高血压、冠心病，可与桑寄生、灵芝、丹参等同用。

【用法用量】

9～25 g。入汤剂。

【注意事项】

大便溏泄及有湿疹者不宜服用。用时忌铁。

【贮藏养护】

置通风干燥处，防霉、防蛀。

阿 胶

【来源】

本品为马科动物驴的皮，经煎煮、浓缩制成的固体胶。主产于山东、浙江等地，以山东省东阿县的产品最著名。捣成碎块或以蛤粉烫炒成珠用。

【炮制方法】

1. 阿胶丁

取阿胶块，置文火上烘软，切成小方块。

2. 蛤粉炒阿胶

取蛤粉适量于热锅内，用中火加热至灵活状态时，投入阿胶丁，不断翻动，炒至鼓起呈圆球形、内无溏心时取出，筛去蛤粉，放凉。

3. 蒲黄炒阿胶

将蒲黄置锅内，用中火加热至稍微变色，投入阿胶丁，不断翻动，炒至鼓起呈圆球形、内无溏心时取出，筛去蒲黄，放凉。

【性味功能】

阿胶味甘，性平。归肺、肝、肾经。能补血止血、滋阴润肺。

【临床应用】

1. 用于血虚诸证

本品为血肉有情之品，甘平质润，为补血之要药，多用治血虚诸证，尤以治疗出血而致血虚为佳。可单用本品即效。亦常与熟地黄、当归、芍药等同用，如阿胶四物汤（《杂病源流犀烛》）；若与桂枝、甘草、人参等同用，可治气虚血少之心动悸、脉结代，如炙甘草汤（《伤寒论》）。

2. 用于出血证

本品味甘质黏，为止血之要药。可单味炒黄为末服，治疗妊娠尿血（《太平圣惠方》）；治阴虚血热吐衄，常配伍蒲黄、生地黄等药；治肺破嗽血，配人参、天冬、白及等药，如阿胶散（《仁斋直指方》）；也可与熟地黄、当归、芍药等同用，治血虚血寒之崩漏下血等，如胶艾汤（《金匮要略》）；若与白术、灶心土、附子等同用，可治脾气虚寒之便血或吐血等证，如黄土汤（《金匮要略》）。

3. 用于肺阴虚燥咳

本品滋阴润肺，常与马兜铃、牛蒡子、杏仁等同用，治疗肺热阴虚之燥咳痰少、咽喉干燥、痰中带血，如补肺阿胶汤（《小儿药证直诀》）；也可与桑叶、杏仁、麦冬等同用，治疗燥邪伤肺之干咳无痰、心烦口渴，鼻燥咽干等，如清燥救肺汤（《医门法律》）。

4. 用于热病伤阴之心烦失眠，阴虚风动之手足瘈疭

本品养阴以滋肾水，常与黄连、白芍等同用，治疗热病伤阴、肾水亏而心火亢、心烦不得眠，如黄连阿胶汤（《伤寒论》）；也可与龟甲、鸡子黄等养阴息风药同用，用治温热病后期、真阴欲竭、阴虚风动之手足瘈疭，如大、小定风珠（《温病条辨》）。

【用法用量】

煎服，3～9 g，宜烊化冲服或入丸、散剂。

【贮藏养护】

密闭，置阴凉干燥处，防热，防潮。

黄　精

【来源】

本品为百合科植物滇黄精、黄精或多花黄精的干燥根茎。春、秋二季采挖，除去须根，洗净，置沸水中略烫或蒸至透心，干燥。

南北朝刘宋时期有蒸制（《雷公炮炙论》）。唐代有用去底瓮九蒸九曝法（《食疗本草》）。宋代有蔓荆子水蒸九曝干（《太平圣惠方》）。明代有黑豆煮制，忌铁器（《鲁府禁方》），水煮烂熟（《医宗粹言》），酒蒸（《寿世保元》）等炮制方法。清代有砂锅蒸（《玉楸药解》）、黄精煎膏加黑豆末和作饼（《修事指南》）。

【炮制方法】

1. 黄精

取原药材，除去杂质，洗净，稍润，切厚片，干燥。

2. 酒黄精

取净黄精，加黄酒拌匀，置适宜的蒸制容器中，密闭后隔水加热或用蒸汽加热，至酒被吸尽、内外均呈黑色、口尝无麻味时取出。稍晾，切厚片，干燥。筛去碎屑。每 100 kg 净黄精，用黄酒 20 kg。

3. 蒸黄精

将净黄精润透，置适宜的蒸制容器中加热，蒸至内外均呈黑色、口尝无麻味时取出。切厚片，干燥。

【性味功能】

黄精味甘，性平。可补气养阴、健脾、润肺、益肾。用于脾肾虚弱、体倦乏力、口干食少、肺虚燥咳、精血不足、内热消渴。

【临床应用】

1. 用于阴虚肺燥之干嗽少痰，肺肾阴虚之劳嗽久咳

本品甘平，能养肺阴、益肺气。治疗肺金气阴两伤之干咳少痰，多与沙参、川贝母等药同用。因本品不仅能补益肺肾之阴，而且能补益脾气脾阴，有补土生金、补后天以养先天之效，适用于肺肾阴虚之劳嗽久咳。因作用缓和，可单用熬膏久服。亦可与熟地黄、百部等滋养肺肾、化痰止咳之品同用。

2. 用于脾胃虚弱

本品能补益脾气，又养脾阴。主治脾胃气虚、倦怠乏力、食欲缺乏、脉象虚软者，可配党参、白术等同用；若脾胃阴虚、口干食少、饮食无味、舌红无苔，可与石斛、麦冬、山药等同用。

3. 用于肾精亏虚、内热消渴

本品能补益肾精、延缓衰老，对改善头晕、腰膝酸软、须发

早白等早衰症状，有一定疗效。如黄精膏方（《千金要方》）单用本品熬膏服。亦可与枸杞、何首乌等补益肾精之品同用。治内热消渴，常配生地黄、麦冬、天花粉。

【用法用量】

煎服，9～15 g。

【注意事项】

本品敛邪，故温热病不宜早用；又能助湿，如湿温尚未化燥者亦忌用。

【贮藏养护】

置通风干燥处。防霉、防蛀。

人　参

【来源】

本品为五加科植物人参的根。主产于吉林、辽宁、黑龙江。以吉林抚松县产量最大，质量最好，称吉林参。野生者名"山参"；栽培者称"园参"。园参一般应栽培 6 年后收获。鲜参洗净后干燥者称"生晒参"；蒸制后干燥者称"红参"；加工断下的细根称"参须"。山参经晒干称"生晒山参"。切片或粉碎用。

【炮制方法】

1. 生晒参

取原药材，洗净，润透，切薄片，干燥。

2. 红参

取原药材，洗净，经蒸制干燥后即为红参。用时蒸软，切薄片，干燥。用时粉碎，捣碎。

【性味功能】

人参味甘、微苦，性温。能大补元气、固脱生津、安神。治劳伤虚损、食少、倦怠、反胃吐食、大便滑泄、虚咳喘促、自汗暴脱、惊悸健忘、眩晕头痛、阳痿、尿频、消渴、妇女崩漏、小儿慢惊，久虚不复及一切气血津液不足之证。

【临床应用】

1. 用于气虚欲脱、脉微欲绝的危重证候

本品善大补元气，有救脱扶危之良效。故无论因于大失血、大吐泻或久病、大病所致之气脱危候，均可单用本品大量浓煎服，即独参汤，为补气固脱之有效良方。现代常用独参汤治心力衰竭、心源性休克，有较好疗效。如兼见四肢逆冷、阳气衰微者，可配附子以益气回阳，即参附汤（现代制剂有参附注射液）；若兼见汗多口渴、气阴两伤者，可配麦冬、五味子以益气敛阴，即生脉散（现有生脉注射剂）。

2. 用于肺气虚弱的短气喘促、懒言声微、脉虚自汗等症

本品入肺经，益肺气，为补肺之要药。可与黄芪、五味子等同用；若喘促日久、肺肾两虚者，常与胡桃肉、蛤蚧等补益肺肾药同用，有补益肺肾、纳气平喘之效，如人参胡桃汤、人参蛤蚧散。

3. 用于脾气不足的倦怠乏力、食少便溏等症

本品入脾经，能补脾调中、鼓舞脾气、助生化之源，为补脾益气之要药。常与白术、茯苓、甘草等益气健脾药同用，如四君子汤。

4. 用于热病气津两伤之身热口渴及消渴等症

本品补脾益肺、助运化、输精微，使气旺津生，以达益气生津、止渴之效。治身热汗多、口渴脉虚，常与石膏、知母等同用，以清热益气、生津止渴，如白虎加人参汤；治热伤气阴之口渴多汗、气虚脉弱者，每与麦冬、五味子同用，以益气生津、止渴、止汗，即生脉散；治消渴证，可与天花粉、生地黄、黄芪等同用，以增强益气生津、止渴之效，如玉泉丸。

5. 用于气血亏虚的心悸、失眠、健忘等症

本品能大补元气而有安神益智之效。可单用，亦可配伍当归、龙眼肉、酸枣仁等养血安神药，如归脾丸。

6. 其他

本品还常与解表药、攻下药等祛邪药配伍，用于气虚外感或里实热结而邪实正虚之证，有扶正祛邪之效。

【用法用量】

煎服，3~9 g，另煎兑入汤剂服用。野山参碾末吞服，每次 2 g，日服 2 次。

【注意事项】

不宜与藜芦同用。儿童不宜久服，有资料显示，人参有可能有促性腺激素样作用，多服能引起性早熟。

【贮藏养护】

置阴凉干燥处，盒装或纸包，防霉、防蛀。